ひざ痛を治したければ筋肉をはがしなさい

整形外科医が教える特効メソッド

著 平野 薫
ひらの整形外科クリニック院長

ビタミン文庫
マキノ出版

はじめに

現代医学でひざ痛は完治するのか？

私のクリニックで実践している治療法は、一般的な整形外科の治療とは大きく異なります。ときには、何も知らずに初めて当院を訪れた患者さんが驚くこともあるほど。なぜなら、痛みを訴えて来られる患者さんに対して、私は**痛み止めの薬や湿布を出さなければ、注射もほとんどしない**からです。

しかし、当院の痛みに対する考え方を説明し、実際に治療を体験していただくと、たいていのかたが理解を示してくださいます。特に、ほかの整形外科で治療を受けてよくならなかった経験を持つかたは、その理由がわかり、当院の治療方針に納得してくださるケースがほとんどです。

そして、当院で行っている治療は、その場である程度の効果を実感できることが特長です。そのこともまた、患者さんへの説得力につながっているのです。

では、一般的な整形外科で行われている現代医学の治療法と、当院で行っている治療の根本的な違いとはなんでしょうか。

それを説明するために、本書のテーマである「ひざ痛」に対して、まずは現代医学の整形外科学ではどのようにとらえ、どんな治療が行われているのか、解説しましょう。


ひざの痛みを訴えて整形外科へ行くと、ほとんどの病院でまず行われるのはレントゲンを撮ることです。そして、下される診断名で最も多いのが「変形性ひざ関節症」です。

医師はレントゲンを指し示しながら、「軟骨がすりへり、ひざ関節のすき間が狭くなっていますね。それによって痛みが出ているんですよ」と説明をします。現代医学で変形性ひざ関節症とは、「ひざ関節の軟骨がすりへってきて、それに伴い骨が変形してくる病態」です。軟骨がすりへる原因は、「主に加齢（軟骨の老化）」とされています。

行われる治療は、ヒアルロン酸注射が代表的です。ヒアルロン酸は軟骨の栄養剤の1つで、すりへった軟骨への対策として変形性ひざ関節症治療の主流になっています。ほかには、湿布や飲み薬といった痛みに対する投薬治療、筋肉をほぐす温熱療法や低周波などの電気治療、筋肉を鍛えるためのリハビリなども、多くの病院で行われています。

また、ひざに水がたまってくると穿刺《せんし》して水を抜き、そこにステロイド薬を注射することもあります。

そして、いよいよ病状が進み、痛みが強くなったり、歩けなくなったりしたら、最終的には手術を勧められます。手術は、初期なら関節鏡による滑膜《かつまく》切除術、脛骨骨切《けいこつこつき》り術といった方法もありますが、最近は人工関節置換《ちかん》術が主流になっています。

大学を出て整形外科医となってからの20数年間は、私自身もこうした現代医学に基づく診断・治療を行ってきました。ひざに限らず、手術も多数執刀してきました。ただ、本当に必要な人だけに手術をしたいという思いから、当時から手術適応はかなり厳しく判別していました。そのおかげで、手術成績もよかったと自負しています。

しかし、最初に述べたとおり、今は現代医学の治療はほとんど行っていません。理由は、**現代医学の概念および治療法に、疑問を感じるようになった**からです。

例えば、**変形性ひざ関節症の軟骨がすりへる原因は「主に加齢」とされていますが、本当にそうなのでしょうか。**実際に臨床の現場で診ていると、90歳でも軟骨がきれいな人はたくさんいます。逆に、若いうちから軟骨がすりへり、変形が進んでいる人もいます。もちろん加齢以外にも、肥満、重労働などでひざに負担がかかったり、外傷、遺伝子の異常などで軟骨がすりへったりすることも、あるとはいわれています。とはいえ、ある程度の年齢でひざの痛みを訴えている人に対し、一般の整形外科ではまるで判を押したように「加齢」で片づける医師が大多数です。それはどうも違う気がしてなりません。

治療法にも、多くの疑問と問題点が見られます。まず、ヒアルロン酸注射はすりへった軟骨に対する治療という名目で行われます。しかし、この注射で軟骨が再生して骨と骨のすき間が広がった例など、私は今までほとんど見たことがありません。

確かに、ヒアルロン酸注射を打つと「動きがよくなった」という人はいます。でも、それはヒアルロン酸が潤滑油のような役割をして、関節が少し滑らかになるからでしょう。けっきょく、しばらくするとまた痛みがぶり返したり、動きが悪くなったりして、何度もくり返してヒアルロン酸注射を打たなければならなくなります。

そもそも「加齢によって軟骨がすりへる」と考えている現代医学には、軟骨が再生するという考えはありません。ですから医師たちも「軟骨に対する治療」といいながら、あくまでも一時的に関節の動きをよくして痛みを和らげるために、ヒアルロン酸注射を行っているのが現状なのです。

電気治療やリハビリも同じです。受けた直後はよくなっても、数日後にはまた痛みがぶり返した患者さんがやってきます。筋力訓練にいたっては、まじめに取り組んでいる人ほど症状が悪くなることすらあります。

よく整形外科のすぐ近くに、整骨院や整体院が開院しているのを目にしませんか？あれはおそらく、整形外科で治療を受けてもよくならなかった患者さんが流れてくることを狙ってのことでしょう。それほど、整形外科では完治しない患者さんが多いということです。

投薬治療も矛盾だらけです。湿布や痛み止めの飲み薬、ひざに水がたまったときに打つステロイド薬は、すべて消炎鎮痛剤です。現代医学では、痛みが出たり水がたまったりするのは「炎症が起こっているため」と考えるからです。

しかし、水がたまったひざから水を抜いてステロイド薬を注射しても、翌週にはまた同じように水がたまってきます。

炎症が起こって水がたまっているのなら、ステロイド薬を注射すれば炎症がおさまり、もう水はたまらないはずです。にもかかわらず水がたまるということは、それはそもそも炎症ではないのではないでしょうか。

実際、カルテにある炎症の指標「膨張・発赤《ほっせき》・熱感」という項目は、「マイナス（＝そのような所見は認められない）」になっていることがほとんどです。**医者自身がカルテに「炎症の所見は認められない」と書いておきながら、治療では炎症をおさえるためのステロイド薬を注射しているの**です。

湿布や痛み止めの薬も、患部が腫《は》れたり、赤くなったり、熱を持っているときに使うなら理解できます。当院でもそのような所見があって、患者さんに求められたら、一時的に処方することはゼロではありません。ただし、それも使っていいのは急性期の3日以内としています。

化学薬品は体にとって負担となります。湿布は皮膚炎を起こしたり、痛み止めの薬は胃腸障害を起こしたり、肝臓や腎臓に負担をかけたりします。最近は、伝達回路を鈍くさせるため、脳に影響を与える薬が使われることもあります。また、3日以降は慢性期に移行するため、冷やすより、むしろ温めなくてはなりません。いつまでも湿布で冷やすのは逆効果なのです。

けっきょくのところ、**これらの治療法は根本原因を解決するものではなく、表面に出ている症状だけをおさえようとする対症療法にすぎません。**現代医学は最終手段に手術があることが前提で、注射や湿布、痛み止め、電気治療、リハビリなどは、それまでの時間稼ぎのために行われているといっても過言ではないのです。

かといって、手術をすればよくなるかといえば、必ずしもそうとは限りません。今主流となっている人工関節術は、その名のとおり人工関節を入れる手術です。人工関節は体にとっては異物なので、それに対する反応として、痛みが出たり、緩みなどが起こったりするケースもあります。

そうなると、前回よりもさらに大変な手術が必要になります。そうでなくとも「人工関節は大事に使って20年くらい」といわれているので、若いうちに人工関節にした場合は、再度手術が必要になることも考えておかなければなりません。

骨を切って足の角度を変え、体重がかかる位置を変える骨切り術は、異物を入れるリスクがなく、若いうちに行えば骨が繋《つな》がりやすいというメリットはあります。しかし、入院期間が長くなるなどのデメリットもあり、近年では比較的若いうちから人工関節術を勧めるのが一般的になっています。

セルフケアで根治に導く驚きの療法

総合病院に勤務し、こうした治療を行っていくうちに、私はだんだん自分のやっていることに疑問を持つようになりました。

もともと私は、大学時代に先輩からいわれた「命を救うことも医者の大事な仕事だけど、日常生活に困っている患者さんの痛みを取ってあげて、喜ぶ顔を見るのも医者の醍醐味だよ」という言葉に共感して、整形外科医になった経緯があります。実際、医者になってからは手術に明け暮れ、よくなって帰っていく患者さんの姿を見ることに喜びを感じていました。

ところが、**手術をして1〜2年たつと、再発して戻ってくる患者さんがあとをたたない**のです。目の前にいる患者さんが元気になっていく姿を見たくて、医者になったはずなのに、一時的には痛みを軽くできても、長い目で見ると患者さんを幸せにできていないという事実に、「本当にこれでいいのだろうか」と思うようになりました。

それと同時に、薬が体によくないこともわかってきました。私自身、子供のころにカゼをひいて、薬を飲むとかえって具合が悪くなっていた経験があります。

そうした自分自身の感覚や、患者さんに薬を処方してもあまり効果が見られないことと、また現代医学に疑問を呈する先生がたの本を読んだりするうちに、薬の害を確信するようになったのです。

そこで、自分の将来のことなどもいろいろ考えた結果、いったんメスを置き、自分のやりたい医療を実践しようと、開業を決意しました。「ひらの整形外科クリニック」を開いたのは、今（２０２０年）から10年ほど前の２０１０年4月です。

ただ、「手術をしても完治にはつながらない」「薬は体によくない」と主張しても、それ以外の解決法を示さなければ、患者さんを救うことはできません。開業当初は東洋医学を取り入れたり、自分が実践して効果を感じた健康食品を扱ったり、勉強熱心で腕のいい理学療法士たちによるリハビリに力を入れたりしていました。

すると、それなりの効果は出ていたものの、やはりまだ症状がぶり返してくる患者さんが多かったのです。私は常に、「もっといい治療法はないか」「もっと確かな解決法はないか」と探し求めていました。

そんなある日のことです。知人が「こんな人がいるよ」と、杉本錬堂《すぎもとれんどう》さん（以下、錬堂氏）というかたの存在を教えてくれました。すぐにインターネットで検索し、ホームページを開いてみると、そこには動画が現れました。その内容は、錬堂氏が「腰の痛みはこうやって取ります」といって、太もものあたりをぐりぐりと刺激すると、あっという間に痛みが取れるというもの。「えっ⁉　本当にそれで痛みが取れるの？」と驚きました。

「これはすごい！」と素直に感じた私は、すぐに錬堂氏のワークショップに申し込み、当院の理学療法士といっしょに参加することにしました。２０１６年１月のことです。


4時間のワークショップで展開された世界は、まさに目からウロコでした。**参加している人たちのひざの痛み、首の痛み、腰の痛みが、目の前でどんどん取れていく**のです。私も、いっしょに参加した理学療法士も、錬堂氏に体をほぐされた途端、腕の伸びがよくなるなど、驚きの効果を体感できました。

「今まで実践してきた医療はなんだったのか」と、現代医学で学んだ医学知識が音を立ててくずれていくような感覚を覚えたものです。

その後、同年4月に錬堂氏が唱える身体哲学「天城《あまぎ》流医学（天城流湯治《とうじ》法）」を基礎から学ぶ指導者育成講座に参加し、私は天城流医学の指導者となりました。以降、クリニックでは天城流医学を柱とした治療を実践し、当院では理学療法士も看護師も全員、天城流医学の指導者の資格を取得。私は現在、天城流整形外科理論の師範になっています。

ここで、杉本錬堂氏と天城流医学（天城流湯治法）について、説明しておきましょう。

錬堂氏は、独自の感性で体のしくみを解き明かし、体とのつきあい方、手当て法などを伝えている健康コンサルタントおよびアドバイザーです。自身が足を複雑骨折したとき、湯の中でリハビリを行って歩けるようになった経験から、痛みを和らげたり、関節の可動域を広げたりする、お湯の特性に着目したといいます。

そして錬堂氏が拠点をおく、天城連峰を抱える伊豆で生まれた温泉療法を基盤に、自身のさまざまな経験や閃《ひらめ》きから築き上げた健康法が、「天城流湯治法」です。今では温泉療法の枠を超え、「天城流医学」として体の不調や痛みへの対処法を体系化。その理論と効果の高さに賛同する医療従事者は私だけに限らず、医療や介護の現場に取り入れる専門家もどんどんふえてきています。

詳しくは第1章で述べますが、天城流医学の概念は、現代医学の常識にとらわれない、錬堂氏の全く独自の発想によるものです。私は、学べば学ぶほど、その理論に納得できました。

現代医学の治療をしても、なぜ痛みがぶり返すのか、消炎鎮痛剤はなぜ効かないのか、筋力訓練をすると余計に悪化する人がいるのはなぜなのか、今まで抱えてきた疑問がすべてクリアになったのです。なにより、天城流医学を実践した人が次から次へと痛みが取れたり、体の不調が改善したりする姿こそ、この療法が本物であることを物語っていました。

天城流医学が優れている点として、**患者さん本人が自分でケアできる**ということも挙げられます。

当院では、私が2016年1月に天城流医学に出合ってから指導者育成講座に参加するまでの3ヵ月の間に、すでにスタッフたちと天城流医学のDVDを参考に、見よう見まねで患者さんに実践していました。その段階でも、痛みがその場で取れるなど、私たちも患者さん自身も効果を実感していました。

しかし、私や理学療法士たちが天城流医学の資格を取り、より熱心に実践するようになると、自宅でもセルフケアとしてやってくれる患者さんがふえてきました。すると、さらに効果が持続して、痛みをぶり返す人がへっていったのです。

今まではどんなに腕のいい理学療法士がリハビリをしても、そのときはよくなるけど、またすぐにぶり返すことがほとんどでした。やはり自分でケアができないと、効果を持続するのは難しいのです。その点、天城流医学は、患者さん自身に実践していただくセルフケアのやり方を伝えられることが、大きなメリットだと思います。

本気で取り組む人ほど確実に痛みが取れていくので、その様子を目の当たりにするたびに、私自身も「やっぱり天城流医学はすごい！」と驚いています。

「患者さんの痛みを取ってあげて喜ぶ顔が見たい」という整形外科医になったときの想いが、現代医学をやっていたときは叶わなかったのに、天城流医学と出合ってようやく叶いました。それどころか、私が「痛みを取ってあげる」のではなく、**患者さんが「自分で痛みを取る」という、より理想的な形が実現できました。**医者としてこんなにうれしいことはありません。

痛みが取れる喜びを、より多くの人に体感してほしいという思いから、今回は「ひざ痛」に的を絞って一冊の本にまとめることにしました。天城流医学をベースに、私がふだんクリニックで患者さんに伝えている「筋肉はがし」を、本書ではできるだけわかりやすく解説しています。第4章では、そのやり方でひざ痛を克服したかたがたに、喜びの体験談も語っていただきました。ぜひ参考にしていただき、セルフケアを実践してみてください。**1日5分もやれば、効果が出ます。**ただし、早く治したい人は、できるだけ回数を多くするに越したことはありません。

皆さんがつらい痛みから解放され、笑顔になれることを心より祈っています。

2020年初春

ひらの整形外科クリニック院長　平野《ひらの》　薫《かおる》

目次

第2章

疾患別・痛みのタイプ別にひざ痛を治す「筋肉はがし」

第3章

ひざ痛を治す日常生活のコツ

第4章

「筋肉はがし」でひざ痛が治った私たち

デザイン　明昌堂(芹川千博)
イラスト　橋爪かおり・(株)ｉａｎｄｄ岡安
編集協力　成田知子

第1章

ひざ痛の常識が変わった！

痛みの新常識！現代医学にはない痛みの概念「展張痛」

レントゲン写真を指し示しながら、「軟骨がすりへって、骨と骨の間が狭くなっています。これが、あなたのひざが痛む原因です。軟骨がすりへるのは年齢によるものです」といわれた経験のあるかたは、きっと多いことでしょう。

『はじめに』で述べたとおり、私が実践している「天城《あまぎ》流医学（天城流湯治《とうじ》法）」（健康コンサルタントおよびアドバイザー・杉本錬堂《すぎもとれんどう》氏が考案および体系化した独自の健康法）の概念は、こうした現代医学の考え方とは全く異なります。

では、天城流医学の理論で考えると、「あなたのひざはなぜ痛む」のでしょうか。

天城流医学では、**ひざ痛をはじめとする関節の痛みは「展張痛《てんちょうつう》」**だとしています。

展張痛という言葉は、現代医学用語にはありません。どのような痛みかというと、

「体の中に滞《とどこお》りができ、それによって硬くなった筋肉や腱が骨に癒着《ゆちゃく》して、さらに硬くなることで、その先につながっている骨を引っ張るために、関節に圧がかかって起こる痛み」のことです。

本来、**私たちの体は骨・腱《けん》・筋肉がそれぞれ別々に動く**ようにできています。ところが、**筋肉が硬くなると、それが骨に癒着したり、腱を萎縮《いしゅく》させたりして、動きを悪くしてしまう**のです。腱も硬くなると、やがて骨に癒着します。その結果、例えば**ひざなら、脛《すね》の骨が上に引っ張られ、太ももの骨が下に引っ張られることで、ひざ関節に圧がかかります。圧がかかると、そこに痛みが生じます。**

また、筋肉や腱が硬くなって骨を引っ張っているときは、立っていても座っていても四六時中そこに圧がかかっています。その状態が続くと、軟骨の再生がうまくいかなくなって、軟骨がすりへっていきます。

つまり、**痛みの原因は軟骨がすりへっているからではなく、圧がかかっているから。**

そして**軟骨がすりへる原因もまた、加齢ではなく圧がかかり続けた結果**なのです。

硬くなった筋肉や腱が骨を引っ張ることで痛みが起こっているので、**本当に悪いと**

ころは、痛みを発している患部そのものではないということになります。

滞って硬くなっている部分は、ふだんは動かないので痛みません。そこからつながっている〝よく動くところ〟に痛みが出るのです。ですから、**痛みのある場所だけをもみほぐしたり、患部に注射や湿布をしたりしても、なかなかよくならない**のです。

筋肉は体の1ヵ所ではなく、複数の箇所につながっていることもあります。そのため、ある特定の筋肉の硬さがいろんな場所に痛みを生じさせていたり、硬くなっている場所が同じでも人によって痛む場所が異なっていたりすることもあります。

いずれにしても、**原因となっている滞り（硬くなっている場所）を見つけて、そこにアプローチすれば痛みは改善する**、というのが天城流医学の考え方です。

加えてもう1つ、現代医学では痛みが出たり、水がたまったりするのは「炎症」ととらえていますが、天城流医学ではそれも違うと考えています。

天城流医学の理論によると、炎症による痛みとは、切り傷、やけど、打ち身などの腫《は》れが神経を圧迫し、刺激されて痛むこと。この痛みは3日間・72時間ほどはズキン

展張痛とは？

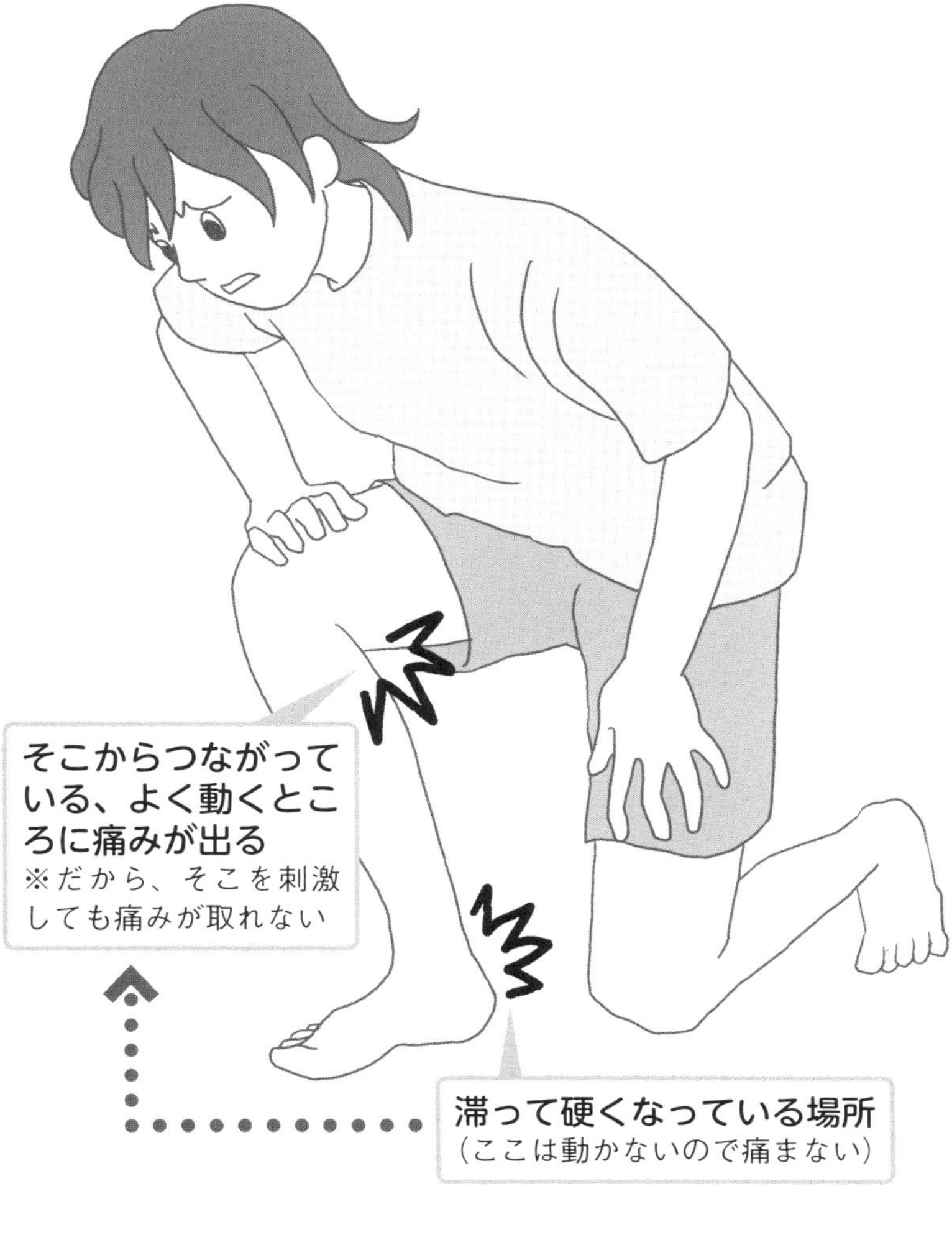
そこからつながっている、よく動くところに痛みが出る
※だから、そこを刺激しても痛みが取れない
滞って硬くなっている場所
（ここは動かないので痛まない）

ズキンと痛みますが、それ以後は、そのダメージによってできた滞りによって起こる「展張痛」と定義づけています。

そのため、天城流医学では消炎鎮痛剤を使っていいのは、急性期の3日間だけに限定しています。それ以降は炎症ではないので、使っても意味がないのです。

一般的な整形外科でよく出される痛み止めの薬や湿布などの消炎鎮痛剤、ひざに水がたまったときに打たれるステロイド注射が効かないのも、つまりはそういうことです。「炎症」ではなく「展張痛」である以上、滞って硬くなっている筋肉をほぐさなければ、症状は改善しないということです。

原因はひざではなく別の部位の滞り

それでは、ひざ痛の場合は、どこの筋肉や腱の硬さが、痛みの原因になっているのでしょうか。

ひざ痛の原因となる場所

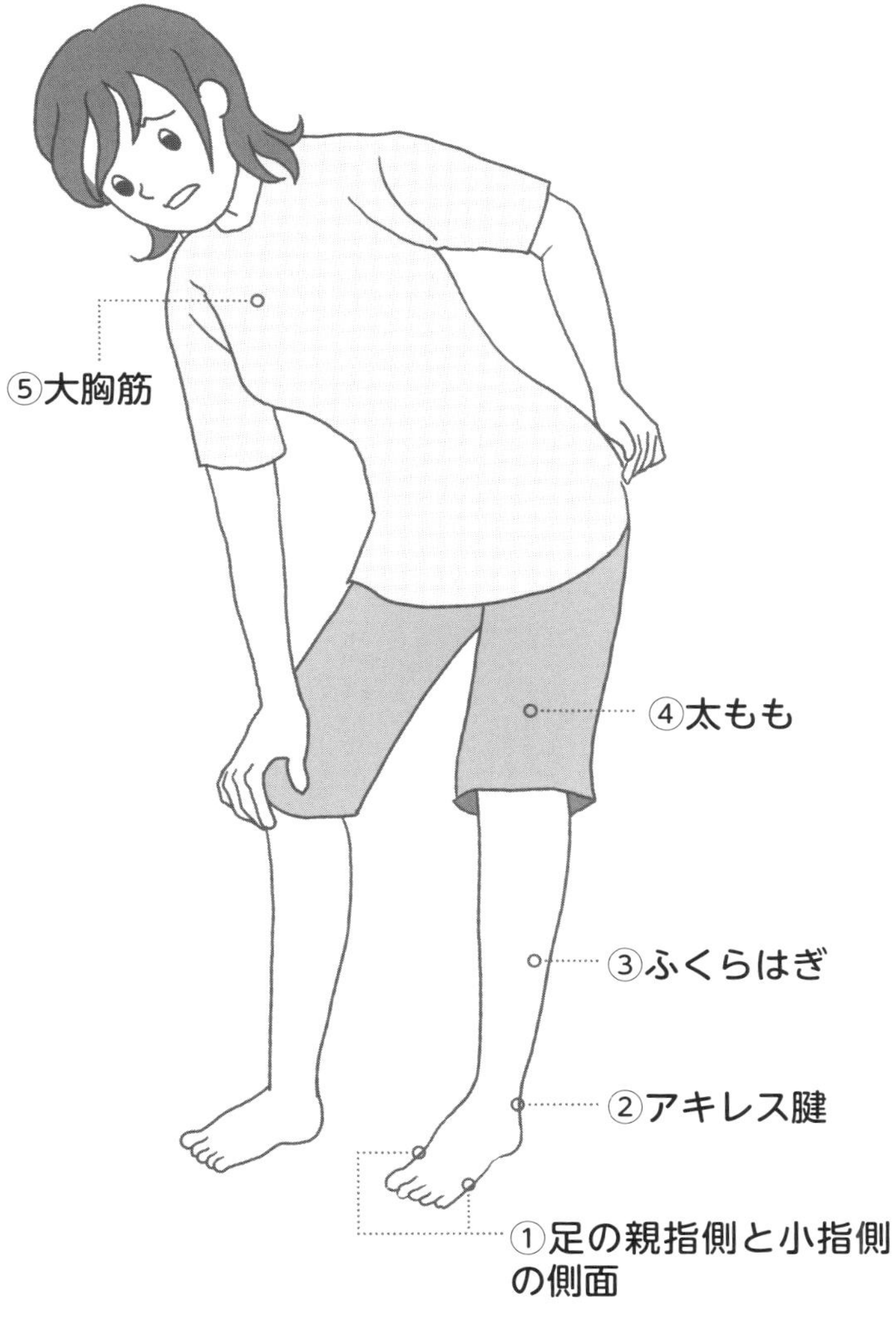

痛む場所や疾患によって違いはあるのですが、基本的にひざ痛を起こす原因として多いのは、**①足の親指側と小指側の側面、②アキレス腱、③ふくらはぎ、④太もも、⑤大胸筋《だいきょうきん》の5ヵ所**です。

足の側面やアキレス腱、大胸筋などは、一見、ひざとは遠く離れた場所に思えます。「そんなところをほぐして、本当に意味があるの？」と思ったかたもいるかもしれません。

でも、体は筋肉や腱によっていろんな場所とつながっています。それが硬くなって引っ張る力が加わることで、痛みが出るのが展張痛です。むしろ、「体の奥に潜む痛みは、患部より、離れたところに原因があることが多い」と、錬堂氏は述べていらっしゃいます。

例えば、階段を下りるときや、イスから立ち上がって最初の一歩を踏み出すときにひざが痛む場合は、「アキレス腱のふちに滞り」があり、硬くなっていることが原因になっています。

正座ができない人は、「ふくらはぎの外側と大胸筋に滞り」があって硬くなっています。

また、変形性ひざ関節症の場合、天城流医学では特に「ふくらはぎの滞り」を問題視しています。ふくらはぎの筋肉が硬くなると、その中を流れる血液・リンパ液の流れが滞り、ひざ軟骨の栄養となる関節液がじゅうぶんにつくられなくなります。さらに、骨が引っ張られて圧がかかることで、結果として軟骨がすりへっていくのです。

一方、ひざに水がたまるのは、「太ももの筋肉の滞り」が原因と考えられます。足先からふくらはぎを通って戻ってきたリンパ液や体液が、太ももでせき止められると、心臓まで戻りにくくなります。すると、近くにあるひざの袋に、水がたまっていくのです。

実際、ひざに水がたまった人は、穿刺《せんし》して痛い思いをして水を抜かなくても、太ももの筋肉をほぐせば水は自然に流れていきます。今では当院の患者さんは、「水を抜きますか？」と聞くと、「いいえ、太ももをほぐします」と答える人がほとんどです。

なお、症状によっては、基本の５ヵ所以外にほぐすべき場所があるケースもあります。痛み別・症状別によってほぐすポイントは、第２章で具体的に紹介します。

すべてのベースとして足の指を整えることが大切

基本の5ヵ所の第1番めに「足の親指側と小指側の側面」を挙げましたが、これは足の裏の筋肉を緩めるためです。私自身はそれにプラスして、足の指を広げて伸ばすことも重視しています。というのも、**体の痛みや不具合のほとんどに、足の指が密接に関係している**と感じているからです。

足の裏には、主に3つの機能と役割があります。**1つは体を安定させて姿勢を正す「安定機能」**、**2つめは体に地面からの衝撃がかからないように吸収する「免震機能」**、**3つめは安定した歩行を促し運動能力を高める「運動機能」**です。

体の土台であり、唯一地面と接している足の裏が不安定だと、当然その上に乗っている体は安定せず、ゆがんでいきます。また、人は歩いているときは体重の約3倍、

足の３つのアーチ

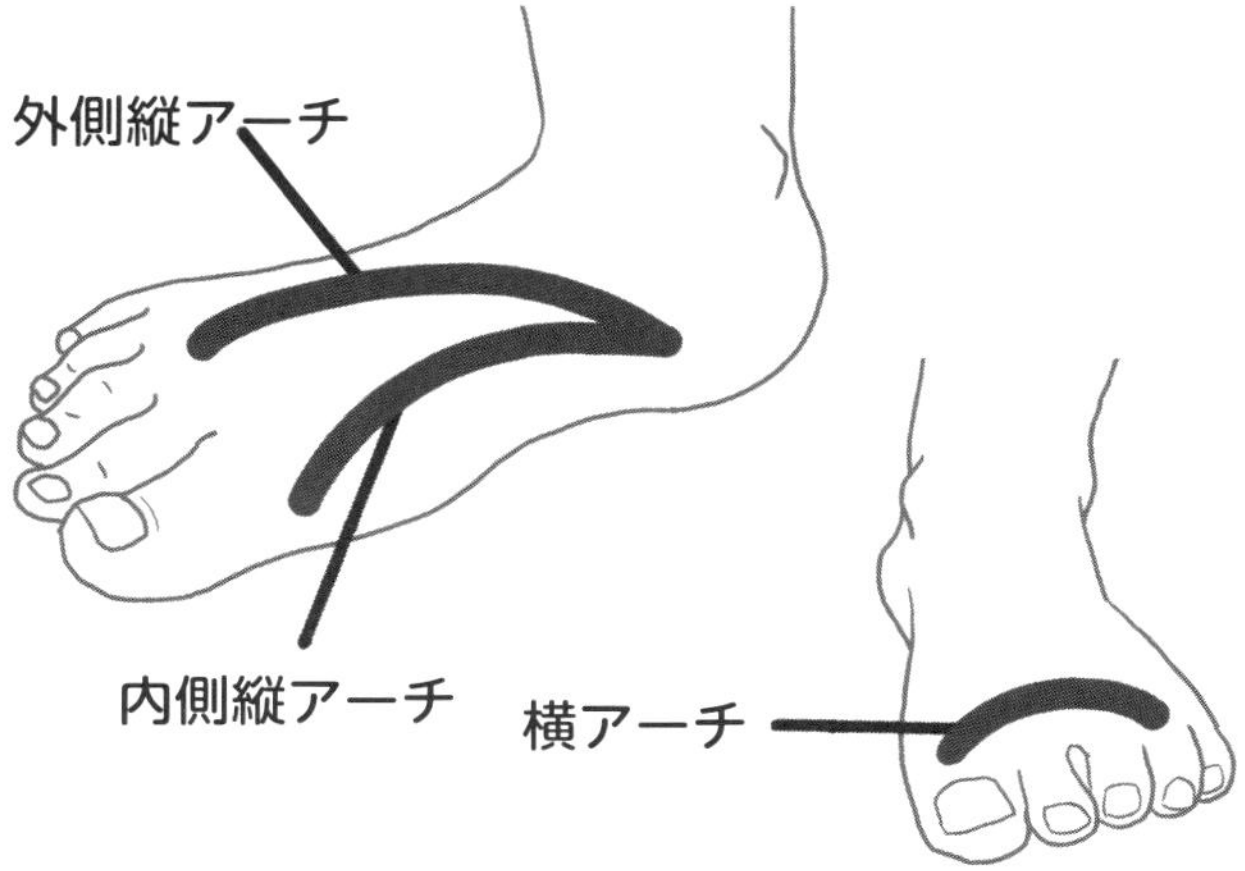

走っているときは体重の約５倍の衝撃を地面から受けます。足の裏でその衝撃が吸収されないと、体にダメージが蓄積され、それがゆがみや痛みの原因になったりします。特にひざは地面からの衝撃がダイレクトに響くところなので、それが積み重なるとひざ痛の原因になります。もちろん歩行も不安定になり、運動能力も低下します。

この**３つの機能と役割を果たすために必要なのが、足の裏のアーチ構造**です。足の親指と小指をつないだ指のつけ根にある「横アーチ」、親指とかかとをつなぐ「内側縦アーチ」、小指とかかとをつなぐ「外側縦アーチ」。これら3つのアーチが整っていると、安定して立つことができ、地面からの衝撃も吸収されて、足の裏の血行も促進されるのです。

そして、**足の裏のアーチ構造をつくっているのが、実は足の指**なのです。日本人の変形性ひざ関節症で特に多いのは、ひざの内側に痛みが出るケースです。これは、脚がO脚になっている人が、それ以上ひざが外側に倒れないように、内側に重心をかけて立っているからです。O脚になる原因は、小指が開かず踏ん張れていないせいです。逆に、親指が開かず踏ん張れない人はX脚になり、ひざの外側に痛みが出てきます。

何を隠そう、私自身、小学生のころからひどいO脚でした。痛みこそ出ていませんでしたが、体はゆがみ、写真を撮るといつも首が傾いて写っていました。ところが、今から5〜6年前、ある靴屋さんに出会い、足の大切さを学ぶ機会を得たのです。「なるほど」と思った私は、姿勢を矯正するための靴の中敷きを使いながら、自分で毎日足の指を広げて伸ばす体操を行いました。最初は小指が全く開かなかったのが、やっていくうちにだんだん開くようになっていきました。その結果、半年で中敷きは必要なくなり、体のゆがみも改善したのです。今では脚もO脚とはいえないレベルまでまっすぐに近づきました。

５本の指がしっかり広がって伸びると、足の裏のアーチが整い、姿勢が正されて、O脚やX脚も改善するのです。

現代人の多くが、足の指が開かなくなっている原因は、靴を履いて生活するようになったことが大きいでしょう。昔の人は裸足や下駄で生活していたため、足の指をしっかり使って歩いていたと推測します。インドネシア、タイ、マレーシア、フィリピン、メキシコなどの奥地や離れ小島で、ほとんど裸足で生活している人の足を見ると、やはり指がしっかり開いて伸びているものです。

ひざ痛を訴えてクリニックへ来られるかたも、ほとんどの人が、足の指が開かなかったり、曲がっているなどの問題を抱えています。足の指を広げて伸ばす体操を行ったうえで、例えばO脚の人ならふくらはぎと太ももの内側の滞りを取っていくと、より確実な効果が得られます。その意味で、**足の指を広げて伸ばす体操は、すべての人が最初に行う準備運動**としてお勧めしています。

滞りを生む根本原因は咀嚼不足にあった

痛みの原因は、滞りによって筋肉・腱が硬くなることだと述べました。さらにもとをたどると、**滞りができる原因は「咀嚼《そしゃく》不足」にある**と、天城流医学では考えています。

痛みの原因が咀嚼不足とは、いったいどういうことでしょうか。

実は、天城流医学では体の各所に内臓の経路があり、内臓の状態がそこに反映されると考えています。ひざ痛との関連が特に大きいのは、足の内側を通る内臓の経路です。

左太ももの内側には、そけい部に近いところに左の肺、ひざとそけい部の中間あたりに心臓、ひざに近づくにつれて、胃の上部、大腸と続き、胃の少し下あたりに左腎臓の経路があります。

そして、太ももと同じく左ふくらはぎの内側にも左肺、ひざと足首の中間あたりに心臓、その下に胃の上部・大腸、胃から少しふくらはぎ側へ寄ったところに左腎臓の

足と内臓の関係

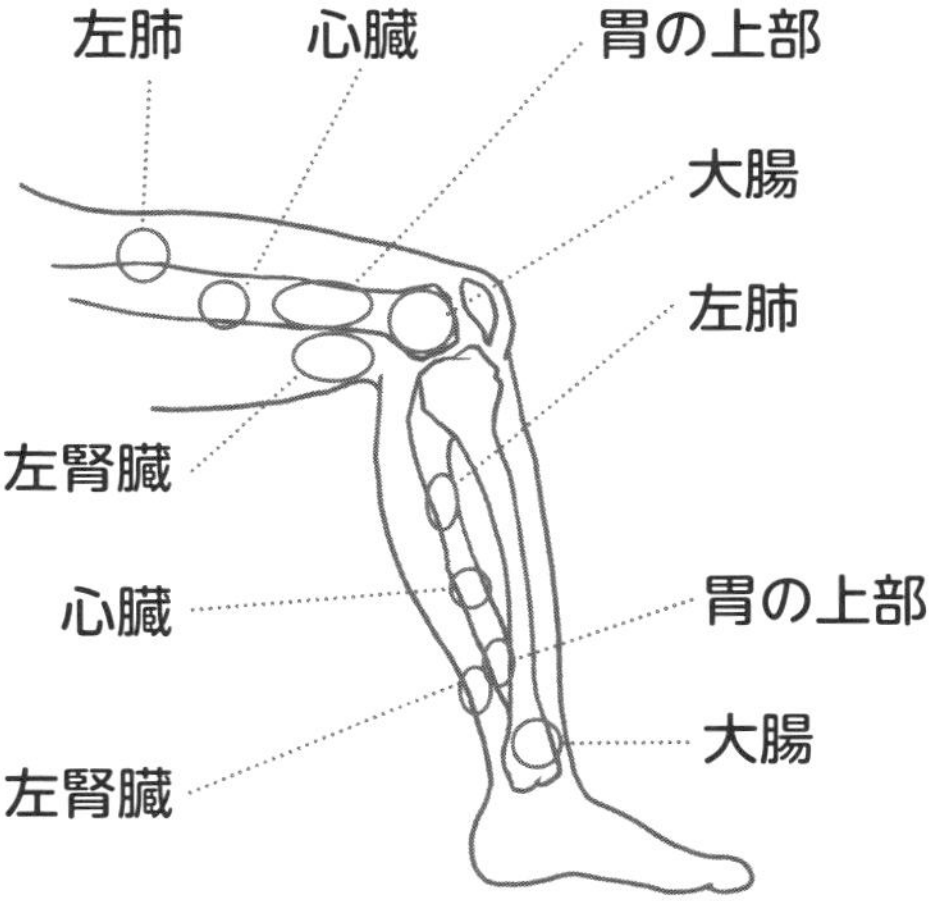
左肺
心臓
胃の上部
大腸
左肺
左腎臓
心臓
胃の上部
大腸
左腎臓

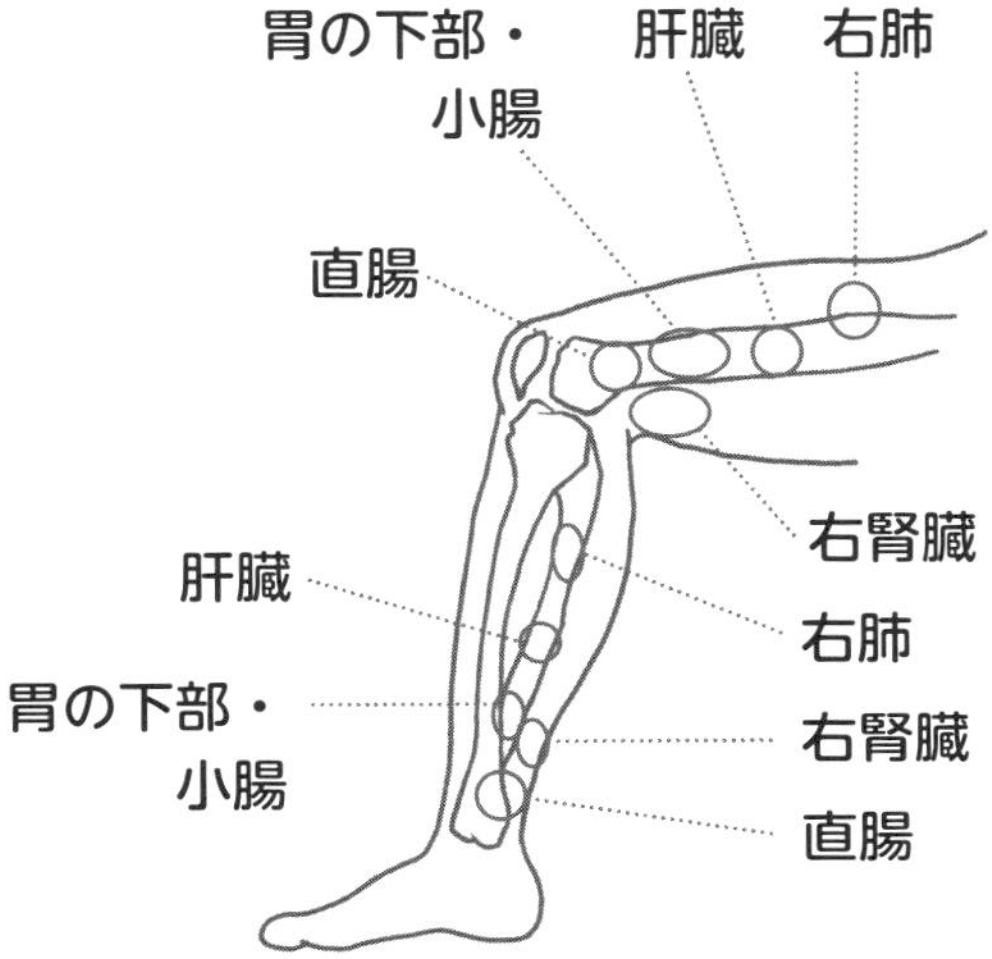
胃の下部・
小腸
肝臓
右肺
直腸
右腎臓
肝臓
右肺
胃の下部・
小腸
右腎臓
直腸

経路があります。

右太ももの内側には、そけい部に近いところに右の肺、ひざとそけい部の中間あたりに肝臓、ひざに近づくにつれて胃の下部・小腸、直腸と続き、小腸の少し下あたりに右腎臓の経路があります。

同じく右ふくらはぎの内側にも、ひざに近いところに右肺、ひざと足首の中間あたりに肝臓、その下に胃の下部・小腸、直腸と続き、小腸から少しふくらはぎ側へ寄ったところに右腎臓の経路があります。

食べ物をしっかり咀嚼せずに飲み込むと、唾液で溶かされないまま胃に入った食べ物は、未消化の状態で小腸へと送られます。すると、小腸に負担がかかり、右足の内側の小腸の経路に滞りが生じます。たとえ小腸をうまく通り越したとしても、今度は大腸に負担がかかります。そうすると、左足の内側の大腸の経路に滞りが生じます。

いずれにしても、そうした滞りが筋肉を硬くして、骨に貼《は》りついて引っ張ることで、結果的にひざ関節に圧がかかってひざ痛を引き起こすのです。

ひざ痛を訴える人の足の内側をさわってみて、小腸・大腸の経路が硬くなっている人は、９割以上がおなかも硬くなっているものです。**多くの人が、咀嚼不足によって小腸・大腸に負担がかかり、それがひざ痛の原因になっている**と考えられます。

体の左右どちらに不調が起こるかは、小腸に負担がかかるか、大腸に負担がかかるかによって変わってくるほか、体の使い方のクセも影響します。

右の手足をよく使う人は、右の肺、肝臓、小腸、右の腎臓といった体の右側の器官が滞りやすく、右の肩、腰、ひざなどに痛みが起こりやすいものです。左の手足をよく使う人は、左の肺、心臓、胃、大腸、左の腎臓といった体の左側の器官が滞りやすく、左の肩、腰、ひざなどに痛みが生じます。

食べ物を飲み込むときも、私たちは無意識のうちに、のどの左右どちらかの筋肉を使っています。右の筋肉を使って飲み込むクセがある人は体の右側、左の筋肉を使って飲み込むクセがある人は体の左側が滞りやすく、それに対応した場所に痛みが起こります。

なお、内臓の経路があるのは足の内側だけではありません。ほかにもいろいろな場所に内臓の状態が反映されています。肩甲骨《けんこうこつ》もその１つです。咀嚼不足で内臓に負担がかかり、それを反映して肩甲骨に滞りができると、今度は腕に痛みが現れたりします。どこに滞りができるかによって、痛みの生じる場所は違ってくるのです。

もちろん、生活習慣で体の左右どちらかに偏った動作ばかりしていると、それも滞りの原因となって筋肉を硬くします。でも、基本的には咀嚼不足がいちばん大きな原因です。

ふだんから、食べ物がドロドロに溶けてなくなるまでよく噛んで食べている人は、あまりいないでしょう。私も天城流医学に出合うまでは早食いでした。当院に来られる患者さんも、全員といっていいほど咀嚼不足です。

ストレッチや筋力訓練は必要ない

筋肉に対する天城流医学の考え方も、現代医学の概念とは異なります。

一般的な整形外科で行われるリハビリは、ストレッチと筋力訓練が中心です。特に高齢者のひざ痛に対しては、「ひざが悪くなるのは筋力が低下してきたせいですよ」と説明し、ひざまわりの筋肉を鍛えるような運動をさせます。

一方、天城流医学では、**ストレッチや筋力訓練は必要ない**としています。それどころか、痛みがあるときに筋肉を鍛えるなんてもってのほか、とすら考えています。

なぜなら、天城流医学の概念では、痛みの原因は展張痛。つまり、筋肉や腱が硬くなり、それが骨に貼りついて引っ張っていることが原因だからです。硬くなっている筋肉を鍛えたら、さらに硬くなります。骨に貼りついたまま筋肉がさらに硬くなると、骨を引っ張る力がますます強くなり、より強い圧がかかることになるのです。

まずやるべきことは、**骨に貼りついた筋肉や腱をはがし、滞りを解消してやわらかい状態に戻す**ことです。

もしご本人が望むなら、筋肉が完全に骨からはがれて、やわらかい状態になってからであれば、筋力を鍛えてもよいでしょう。ただ、運動選手を目指したりするのでなければ、私はそれも必要ないと考えています。普通に生活している限り、歩いたり、普通に動けたりする筋力があれば、じゅうぶんなのではないでしょうか。

考えてみてください。動物が筋力訓練をしている姿を見たことがありますか？

一生懸命、筋力を鍛えているのは人間だけです。そうやって、人間は意外と無駄な筋肉をつけすぎているのかもしれません。

筋力訓練は特定の筋肉だけを鍛えるので、どうしても体のバランスがくずれてしまうというデメリットがあります。ストレッチも同じです。**特定の筋肉だけを伸ばすと、そこだけが過剰に反応して、全身のバランスがくずれます。**天城流医学では、体が固まっているときはそれに逆らわず、まず体が行きたい方向に最大限に縮めてから伸ばす、というのが原則です。体に逆らい、筋肉が硬い状態でいきなりストレッチをして伸ばすと、かえって体を痛めたり、余計に筋肉を硬くしたりすることになりかねないのです。

ひざ痛などの痛みを抱える一般のかたはもちろん、スポーツ選手やトレーナーなども、天城流医学の理論を知れば今までの常識が一変することでしょう。長年、現代医学を実践してきた私も、当初は目からウロコの連続でした。そして今は、天城流医学の考え方にのっとった対処法のほうが効果的なことを、日々、診療での実践を通して痛感しています。

「痛みに即効！　すりへった軟骨も再生する」

以上の天城流医学の理論をもとに、**痛みの原因となっている滞りを見つけて、その部分の硬くなった筋肉や腱を骨からはがし、ほぐしていけば、痛みは驚くほど改善します。**

即効性があるのも、天城流医学の魅力の1つ。ひざを曲げると痛い、しゃがめないという人が、診察室で私が大胸筋をほぐしただけで、その場でしゃがめるようになることもしばしばあります。

私の母も変形性ひざ関節症で、腰椎《ようつい》（腰の骨）もずれていて、常に腰とひざの痛みを訴えていました。私とは離れて暮らしているため、家の近くの整形外科でずっと痛み止めの薬を処方されて飲んでいたようです。ひざは曲げると痛くて、しゃがむことができませんでした。

ところがある日、実家に帰ったときに大胸筋をはがしてあげたら、その場ですぐにしゃがむことができたのです。「あら!?」と驚き、「これはいい！」というのでやり方を教えたら、それからずっと続けているようです。

今では、薬を飲まずに生活できていて、腰が痛い・ひざが痛いということはなくなりました。

患者さんのなかには、1回の診療で治った人も数多くいます。しばらく続けて通って来ているかたでも、やはり自分で一生懸命セルフケアを実践している人のほうが治りは早く、すっかりよくなって卒業していかれる人が多い印象です。

骨に癒着した筋肉や腱をはがすときは、最初はかなり痛みを感じるかもしれません。それでも無理のない程度に根気よく続けていけば、体が徐々にほぐれてきて、痛みもあまり感じなくなっていきます。錬堂氏は、「懲《こ》りずにほぐす」「飽《あ》きずに伸ばす」こ

ひざの軟骨が修復されて骨の間が広がった

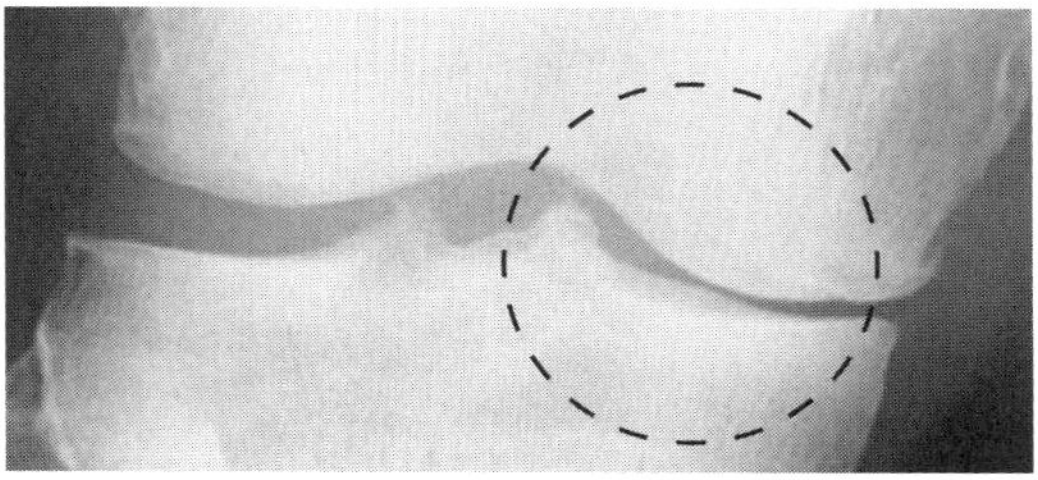

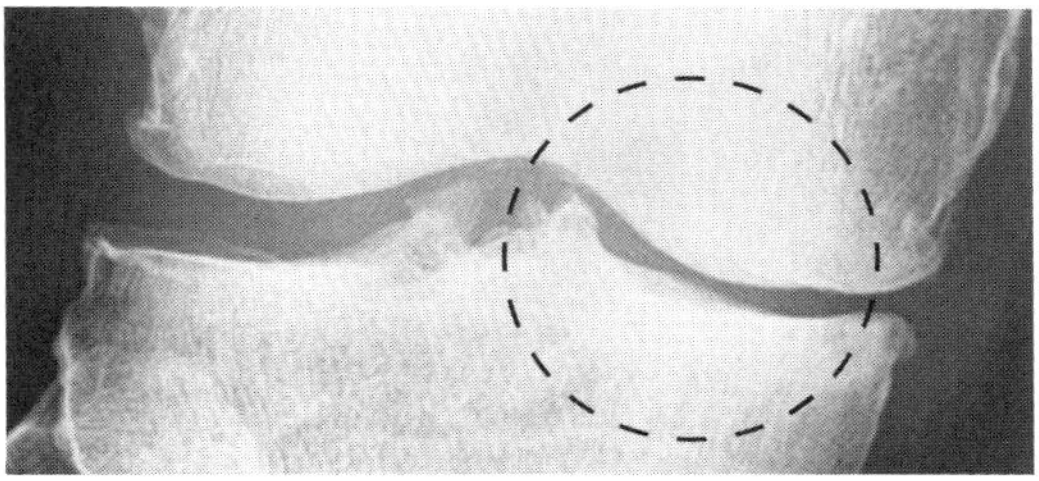

上が2017年5月で下が2019年4月。

写真の右側の骨と骨の間が広がり、軟骨は再生傾向にある。

この間、筋肉はがしを行ったが、投薬や関節注射はいっさい行っていない。

とを勧めていらっしゃいます。

天城流医学を実践して体がほぐれ、流れがよくなると、すりへった軟骨も再生します。

現代医学では「加齢によって軟骨はすりへっていく」と考えられているため、年齢を重ねるにつれて軟骨がすりへることはあっても、再生するという考えはありません。

軟骨の治療として行われているヒアルロン酸注射も、対症療法として行っているだけ。それで軟骨が再生するなどとは考えていないのです。

けれども、私たちの体の中の細胞は、生きている限り、常に新陳代謝をくり返して新しい細胞に生まれ変わっています。それは、軟骨細胞だって例外ではありません。圧がなくなり、ひざ軟骨の栄養となる関節液の状態がよくなれば、また新しい軟骨ができてくるのは当然のことです。

ひざの関節液の状態をよくするには、ふくらはぎの筋肉をほぐすことがポイントです。滞りが完全になくなって、血液・リンパ液の流れがよくなれば、ひざに栄養が行き届き、軟骨も再生してくるはずです。

当院では現に、天城流医学を熱心に行って、レントゲンでひざ軟骨の再生が確認できたかたも現れ始めています（43ページの写真参照）。その数はこれからますますふえていくだろうと、今は確信を持って期待しています。

第2章

疾患別・痛みのタイプ別にひざ痛を治す「筋肉はがし」

「準備体操〜足の指の調整〜」

天城《あまぎ》流医学が提唱する体の調整法は、痛みや不調を抱える人が自分自身で行う**セルフケアを基本**としています。

私のクリニックでも、天城流医学をベースとした、理学療法士によるリハビリを行っていますが、当院へ来てリハビリを受けるだけでなく、やり方を覚えて、**自宅でも実践していただけるよう指導**しています。

できるだけ**毎日、回数もやればやるほど、早く確実に効果が得られる**からです。

本書でも、ふだんクリニックで患者さんに伝えているやり方を、わかりやすく解説します。一般的な整形外科でいわれることの多い疾患別、また痛みのタイプ別によって、それぞれ対処法を紹介しますので、皆さんもぜひやってみてください。

最初に紹介するのは、「足の指体操」です。これは天城流医学の調整法とは別に、すべての痛みに対して、私が整形外科医としてお勧めする、いわば準備運動です。30ページでお話ししたように、足の指を広げて伸ばすことは、体のゆがみを取り、地面からの衝撃を和らげるためにとても重要です。

ひざ痛に関していえば、天城流医学ではいちばん最初に足底の筋肉を緩めるケースが多いのですが、そのときも足の指が広がって伸びている状態で足底を緩めたほうが、ひざの痛みに対してより効果的です。また、日本人の変形性ひざ関節症の人に多いＯ脚も、足の小指が広がって伸びていなければ改善しません。

どんなタイプのひざ痛でも、まず足の指体操を行ってから、そのあと紹介する疾患別・痛みのタイプ別の対処法を行うことをお勧めします。

なお、足の指を広げて伸ばすための５本指ソックスも市販されています。足の指体操を行うとともに、そういったものをあわせて活用するのも効果的です。

足の指体操のやり方

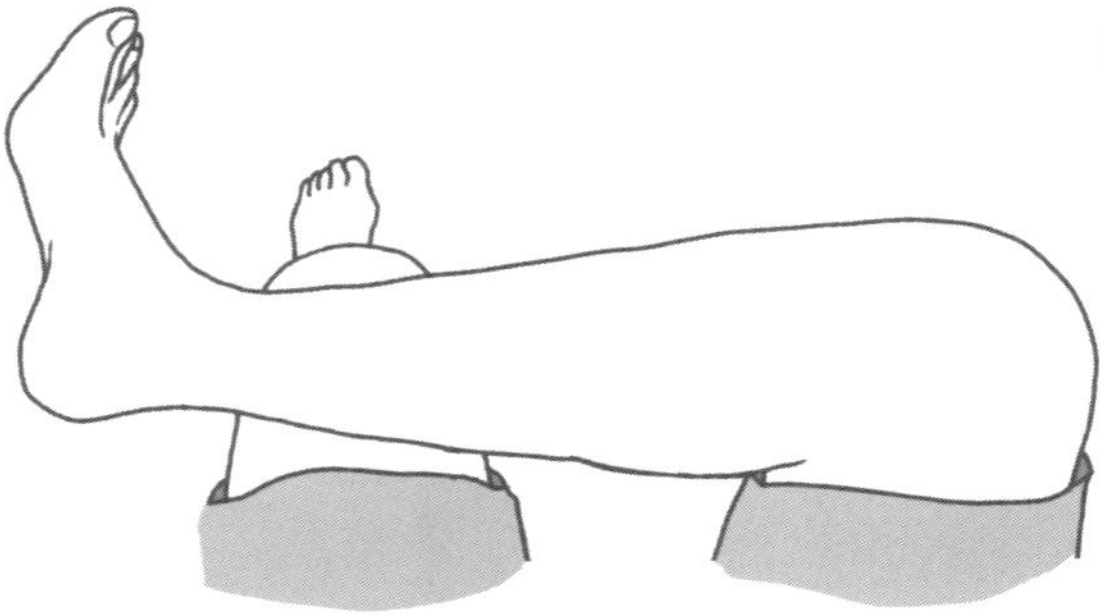

❶右足を左太もも
の上に乗せる。

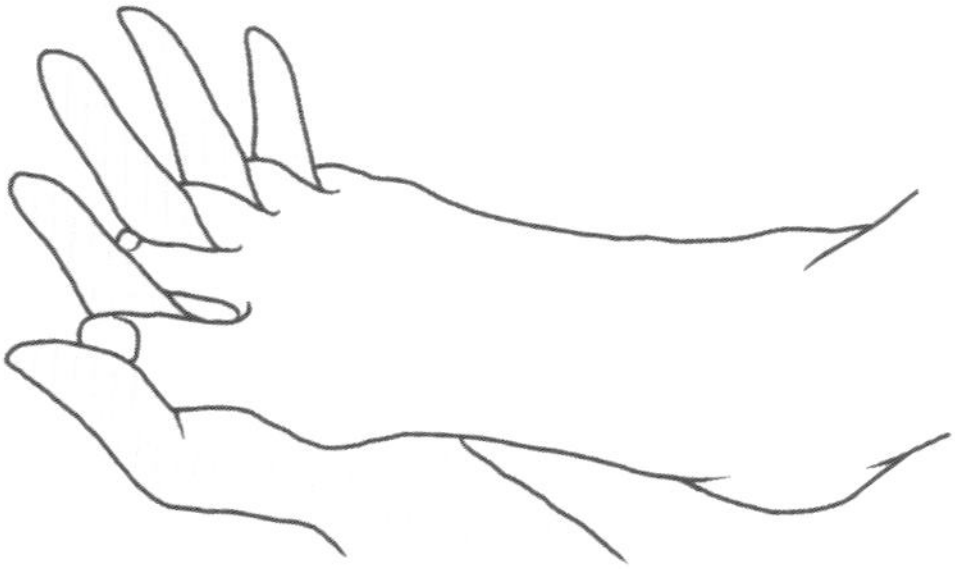

❷左手の指を足の指の
間に入れる。
このとき手の指のつけ根に足の指先がくるようにしっかり入れる。
手の指を足の指の根元まで入れる必要はない。

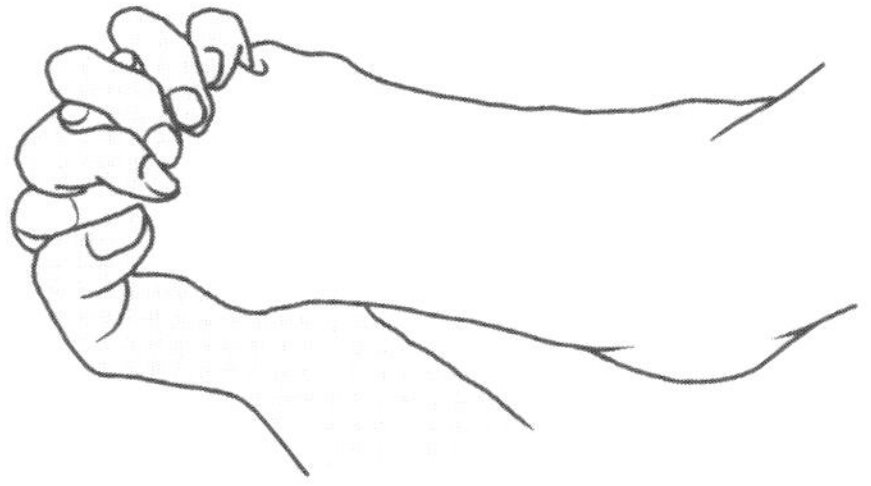

❸左手の指を軽く握る。

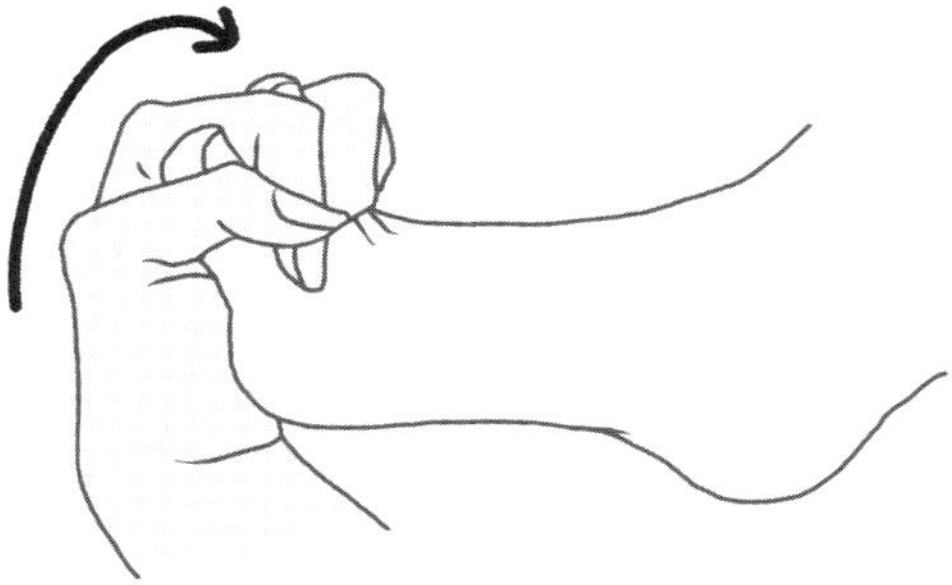

❹足の甲側へゆっくり曲げて30秒キープ。
曲げる角度は、足の裏に対して親指が90度になるのが目標。
最初は30度でも60度でもかまわないので、無理をせず少しずつ伸ばしていく。

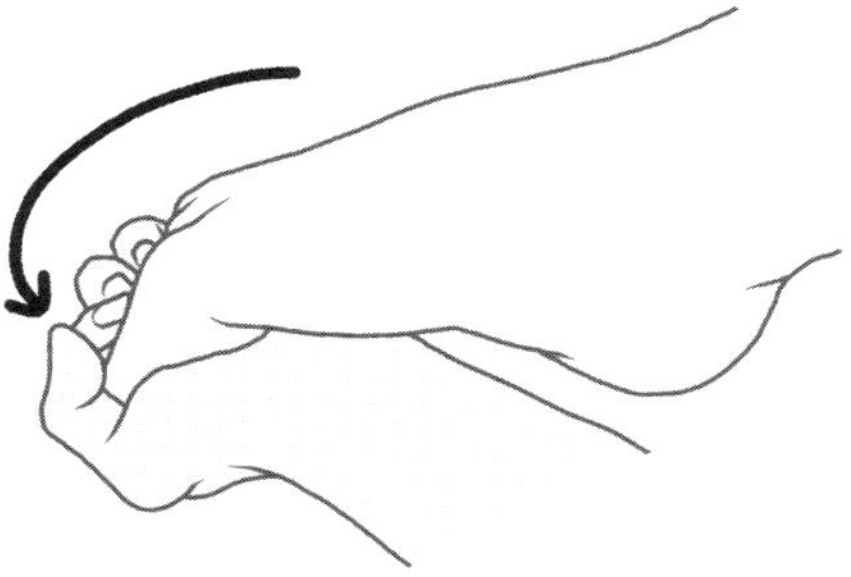

❺足の裏側へゆっくり曲げて５秒キープ。

❻④⑤を４セット行う。

❼反対の足も同様に行う。

基本は骨から筋肉・腱をはがすこと

準備運動が終わったら、いよいよ天城流医学の調整法です。疾患別・痛みのタイプ別のやり方を説明する前に、まずベースとして心得ておきたい、すべてに共通する天城流医学の手法と注意点について、解説したいと思います。

天城流医学において**痛みとは、硬くなった筋肉や腱《けん》が骨に癒着《ゆちゃく》し、引っ張ることによって圧をかける「展張痛《てんちょうつう》」**です。ですから、体の調整法としてやることは、**「筋肉や腱を骨から引きはがし、緩めること」**が基本となります。

それぞれのやり方に「○○○はがし」という名前がついているのは、骨から筋肉や腱を「はがす」という意味です。癒着を取ることによって、骨は骨、筋肉は筋肉、腱は腱で別々に動く、本来の形に戻すのが目標です。

筋肉や腱を骨から引きはがすときは、主に**指先を使います。**太もも、ふくらはぎ、腕、腸骨など、少し太めの骨から筋肉をはがすときは、指先の中央より少し外側の角を使うとやりやすいでしょう。その部分を骨の際に食い込ませるように押し込んでから、癒着している筋肉を引きはがすイメージで、なるべく**表面だけでなく、体の奥にある骨の裏側のほうまで、指先を押し込むように動かしていきます。**

手首や足首などの細い骨、また頭蓋骨《ずがいこつ》や肩甲骨《けんこうこつ》など面積の広い骨から筋肉をはがすときは、**指先の先端を使います。細い骨のところは、骨に貼《は》りついている筋肉を爪の先でカリカリと丁寧にはがしていきましょう。**頭蓋骨や肩甲骨は、表面に貼りついた筋肉をやはり爪の先でカリカリとこすってはがします。**骨と、その上に乗っている筋肉が離れて、自由に動くようになるのが理想です。**

なお、体の中には骨と腱の結合部や、筋肉と筋膜がくっついている部分など、そこを切り離すようにするだけで、萎縮していたところがやわらかくなるポイントがいくつかあります。天城流医学では、それを「躰起点《たいきてん》」と呼んでいます。ケアする場所によっては、躰起点を切り離すようにする手法を使うことがあります。そのときも、指の先端や爪の先を使います。

癒着をはがすとき、最初はかなりの痛みを伴います。人によっては内出血して青あざになったり、黒ずんだりするかもしれません。無理のない程度に加減して、内出血してしまった場合は1日休み、また様子を見ながら始めましょう。

あまりに痛い場合は、天城流医学のもととなった「天城流湯治法」の由来どおり、**お風呂で湯ぶねにつかって行うのもお勧め**です。滞りのある場所を刺激すると、陸上で感じる痛みより、水中で感じる痛みのほうが3分の1か半分くらいに感じられます。可動域も広がって、関節も動かしやすくなります。

痛いということは、癒着しているということです。地道に根気よく続けていけば、やがて癒着が取れて筋肉や腱がやわらかくなり、骨からはがすときの痛みはなくなっていきます。並行して、ひざの痛みも取れていくはずです。

1日何回とか、何分といった決まりはないので、筋肉や腱を緩めてやわらかくすること、骨への癒着を取ることを目標に行ってください。1日のうちいつ行ってもかまいません。ひざの痛みが強い人、早く治したい人は、こまめに何回もやったほうが効果的です。

天城流医学では、**体の右側の痛みはすべて右の滞り、体の左側の痛みはすべて左の滞りに原因がある**と考えます。右ひざが痛む場合は右側の筋肉と腱を骨からはがし、左ひざが痛む場合は左側の筋肉と腱をはがしてください。痛みのある側と反対のひざが痛くならないよう**予防をしたければ、左右ともにケアしておくとよい**でしょう。準備運動として行う**足の指体操は、体のバランスを取るためにも両足行ってください**。

体勢は、自分がやりやすいスタイルで行っていただいてけっこうです。使う指も、指示どおりでなくてかまいません。どうしても指先に力が入らない、場所によっては手が届かないという人は、指の代わりに孫の手やテーブルの角などを使ったり、硬式テニスボールで骨ぎわをグリグリと刺激したりするのもいいでしょう。指先にはかないませんが、ある程度の効果は得られるでしょう。可能なら、家族や近しい人にお願いしてやってもらってはいかがでしょうか。できる範囲で工夫して、実践してみてください。

なお、天城流医学で**やってはいけないのは、筋肉をもむことと、事前にストレッチをすること**です。筋肉をもむのは、筋肉を収縮させて伸ばしているのと同じことです。

要するに、運動をさせている状態です。筋力訓練をすると筋肉が硬くなって逆効果なのと同じように、筋肉はもむことでも硬くなり、「やわらかくして緩める」という天城流医学の目的に反することになります。

また、硬くなっているところをストレッチで無理やり伸ばすと、両サイドの腱を傷めてしまう可能性があります。癒着を取ってから伸ばすのはかまいませんが、事前にストレッチをするのは避けてください。

疾患別にひざ痛を治す「筋肉はがし」

本書を手に取ったかたのなかには、一般的な整形外科で診断を受け、治療したけどよくならなかったというかたも多いことでしょう。

そこで、現代医学で下されることの多い診断名別に、天城流医学での対処法をお伝えします。整形外科でいわれた疾患名に該当するものがあれば、それに対応する天城流医学の対処法をやってみてください。

各疾患に対する現代医学の考え方と治療法も記しているので、その違いを理解したうえで実践していただくと、天城流医学の対処法の根拠がわかって、より効果的に行えるのではないでしょうか。

きっと今までの治療法との効果の違いも、実感していただけるはずです。

1 変形性ひざ関節症

対処法 足底筋はがし➡60ページ、アキレス腱はがし➡62ページ、ふくらはぎの筋肉はがし➡64ページ、太ももの筋肉はがし➡66ページ、大胸筋はがし➡70ページ、痛みのタイプ別の筋肉はがし➡82ページ

ひざ痛の人が病院で告げられる診断で圧倒的に多いのが、「変形性ひざ関節症」です。現代医学の定義では、「ひざ関節の軟骨がすりへってきて、それに伴い骨が変形してくる病態」のこと。一般的な整形外科での主な治療法としては、軟骨の栄養剤として関節内にヒアルロン酸を注射する、筋肉を鍛えるために水中歩行やスクワットをすることを、勧められるケースがほとんどです。

しかし、**実際に軟骨がすりへっている人もいれば、軟骨はすりへっていないのにひざの痛みを訴える人もたくさんいます。**軟骨がすりへっている場合に、ヒアルロン酸

を注射しても、軟骨が再生することなどまずありません。ヒアルロン酸は潤滑油の役割をするので、多少動きやすくなって痛みはへるかもしれませんが、それも数日たてばまた元に戻ってしまいます。水中歩行やスクワットなどの筋力訓練も、よくなるどころか、かえって悪くなることもあります。

それに対し、天城流医学では第1章で述べたとおり、痛みの原因も、軟骨がすりへる原因も、「硬くなった筋肉が骨を引っ張り、圧をかけているため」ととらえています。

軟骨がすりへるのは、ふくらはぎの筋肉が硬くなることで、その中を流れる血液・リンパ液の流れが滞り、ひざ軟骨の栄養となる関節液がじゅうぶんつくられなくなることが1つ。加えて、ふくらはぎが硬くなると、その筋肉がついている太ももの骨が下方向に引っ張られます。さらに、太ももの筋肉も硬くなると、その筋肉がついているふくらはぎの骨が上方向に引っ張られます。

こうしてひざ関節に圧がかかり、栄養が足りていない軟骨がすりへっていくのです。

痛みの原因も、軟骨がすりへったから痛いのではなく、この圧によるものです。ですから、硬い筋肉をさらに硬くしてしまう筋力訓練はもってのほか。変形性ひざ関節症の痛みに対しては、まずふくらはぎ、そして太ももの筋肉をはがし、緩めることがいちばんの対処法になります。

そのほか、大胸筋が硬くなり、太ももの骨を引っ張り上げることでも、ひざ痛は起こります。アキレス腱が硬くなっている場合も、やはりひざ痛の原因になります。

また、日本人はO脚が多いため、ひざの内側に圧がかかり、内側の軟骨がすりへっている人が大多数です。O脚の人は、太もも、ふくらはぎの内側が硬く癒着しており、足底の内側（親指側）の側面の筋肉が骨に貼りつき、硬くなっています。そして、小指が開かないこともO脚の原因です。小指が開くようにするには、足底の外側（小指側）の側面の筋肉もやわらかくしなければなりません。

つまり、変形性ひざ関節症の人は、**ふくらはぎ、太ももの筋肉に加えて、大胸筋、アキレス腱、足底筋の5ヵ所をはがして緩める必要がある**のです。

この5ヵ所は、すべてのひざ痛の対処法の基本となります。疾患や痛みのタイプによって、この5ヵ所のいずれか、場合によってはこれら5ヵ所にほかのどこかをプラスして、体を緩めていくことになります。

なお、同じ変形性ひざ関節症でも、どんなときに痛いかとか、痛む場所によって、重点的に緩める部位は違ってきます。それは、82ページ以降で紹介する「痛みのタイプ別ひざ痛の対処法」を参照し、自分の痛みのタイプに適合するものを選んで実践してください。いずれにしても、変形性ひざ関節症ではまず基本の５ヵ所をひとどおりはがし、緩めることから始めます。

基本の５ヵ所のはがし方・緩め方は、次のとおりです。

（1）足底筋はがしのやり方

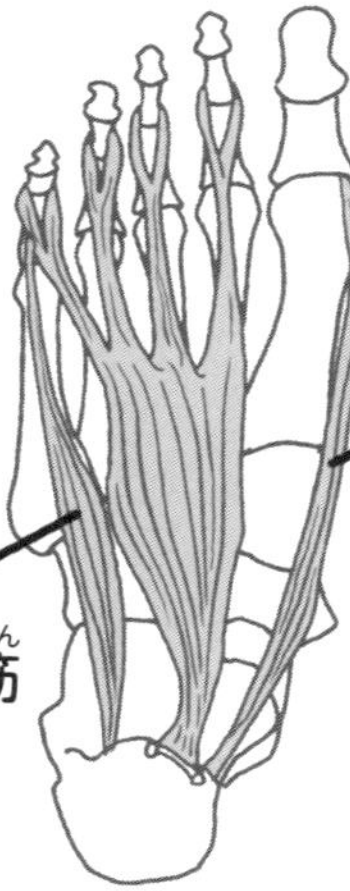

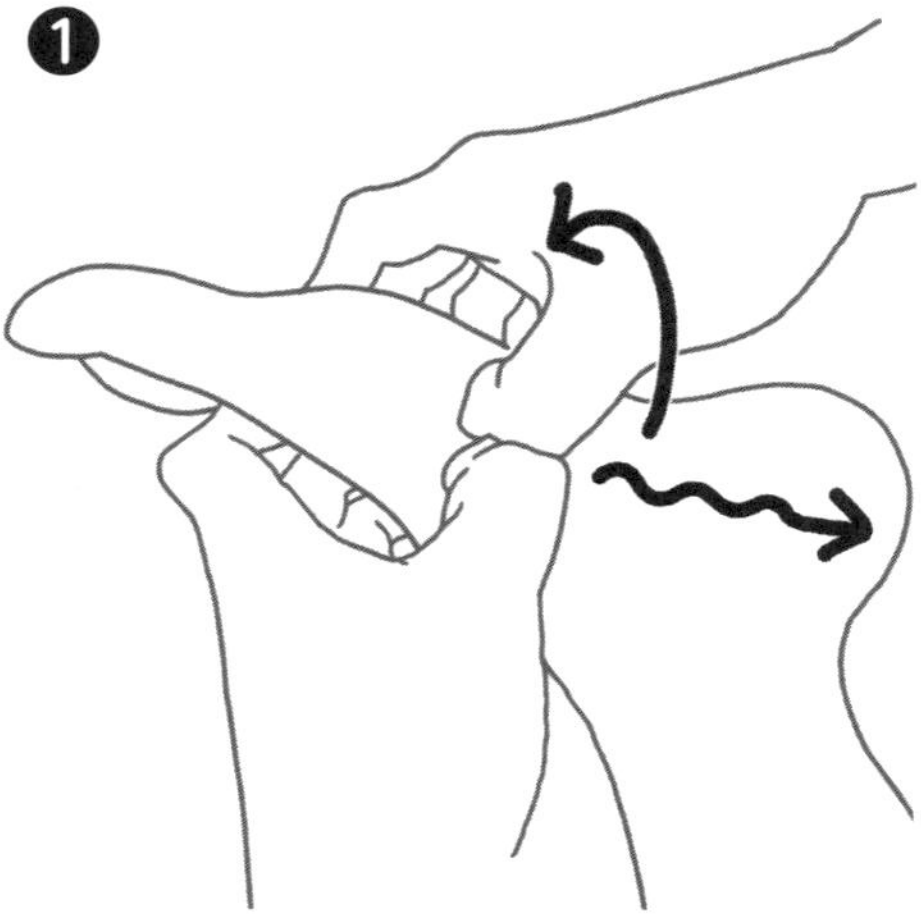

❶両手で足の甲と足の裏をはさむように持ち、両手の親指の先をそろえて、足の側面（親指側）の骨と筋肉の間に押し込む。
足の裏の方向に向かって筋肉を引きはがす。

手の指を少しずつ移動させ、親指のつけ根からかかとまでのラインを丁寧にはがしていく。

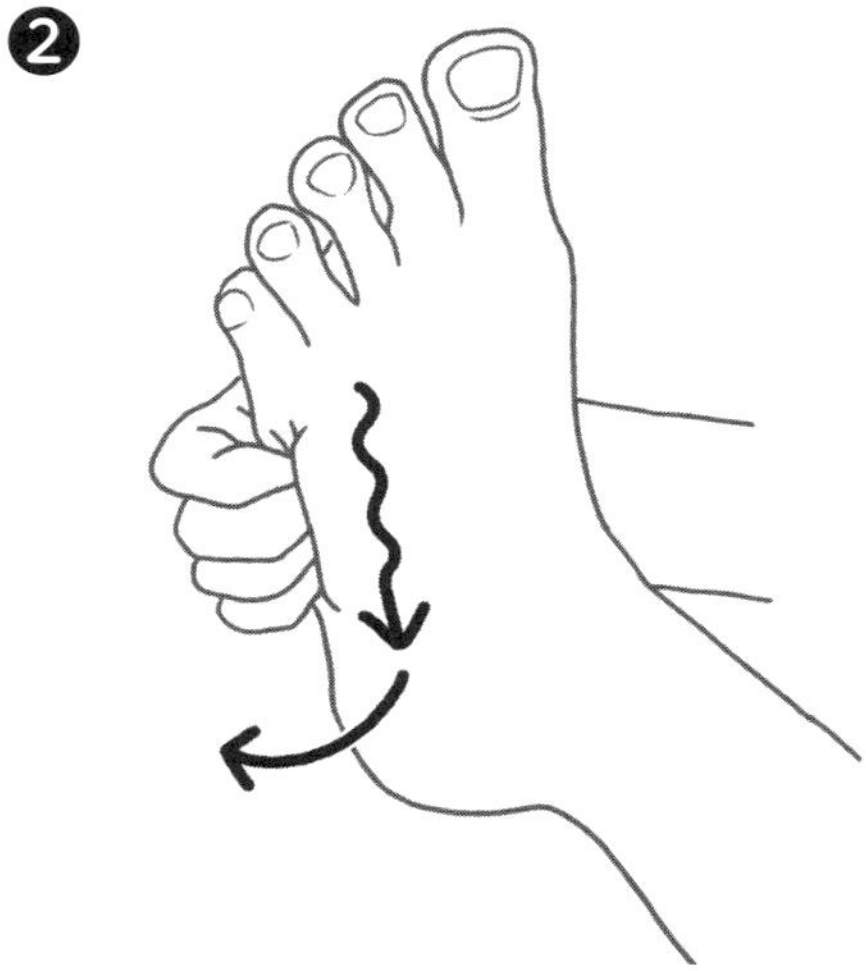

❷足と反対の手のひらを足の裏に当て、手の４本の指先を、足の側面（小指側）の骨と筋肉の間に押し込む。
足の裏の方向に向かって筋肉を引きはがす。
手の指を少しずつ移動させ、小指のつけ根からかかとまでのラインを丁寧にはがしていく。

ワンポイントアドバイス

足底の筋肉が硬いと水の流れが滞り、ひざに脂肪がたまりやすい。ひざの内側に脂肪がたまって、腫れたり、ひざが重くなったりしている場合は、❶のときに、かかとに近いところを特に念入りにはがすと脂肪が取れやすい。

（2）アキレス腱はがしのやり方

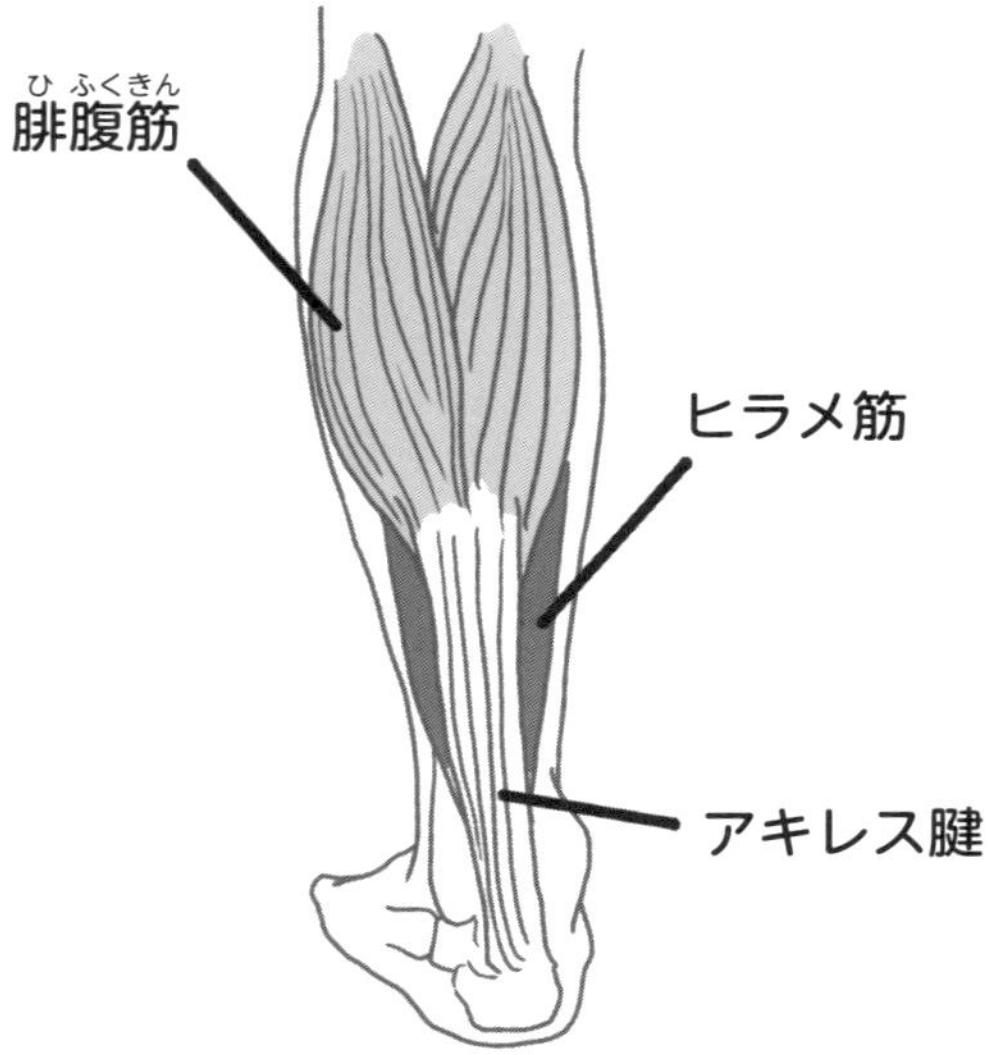

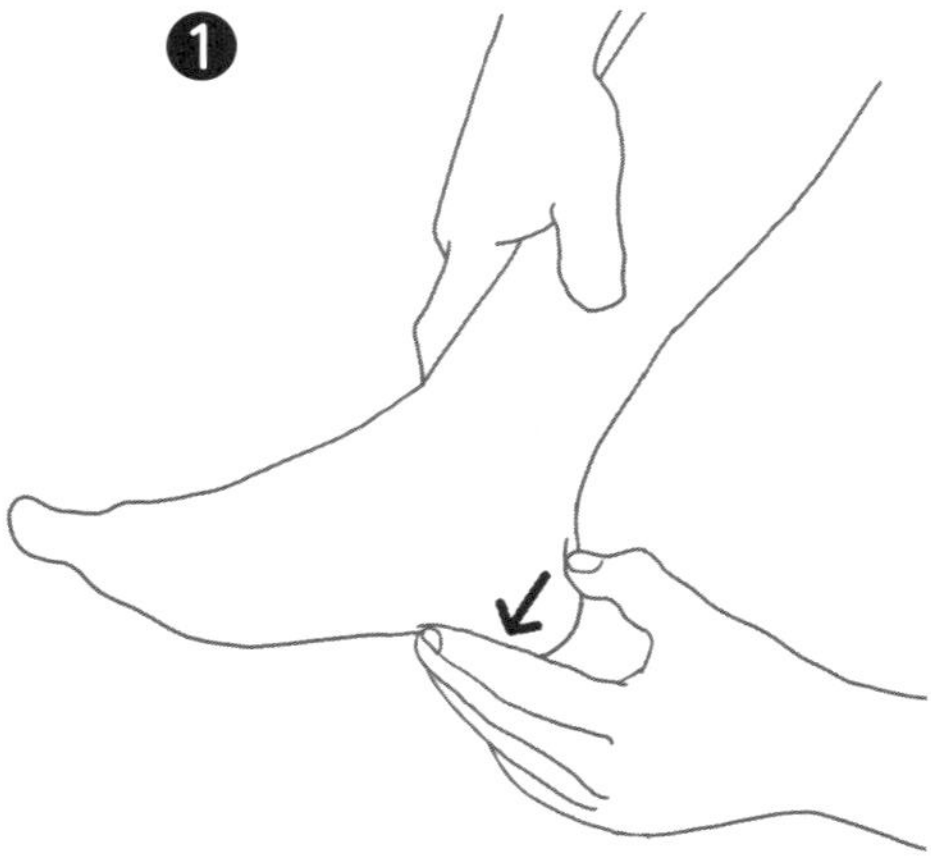

❶かかとの骨とアキレス腱の結合部に手の親指の先を押し込み、かかと側に押し下げるようにする（骨と腱を切り離すイメージ）。
特に腱の外側（小指側）のほうが硬くなっている
ことが多いので、念入りに行う。

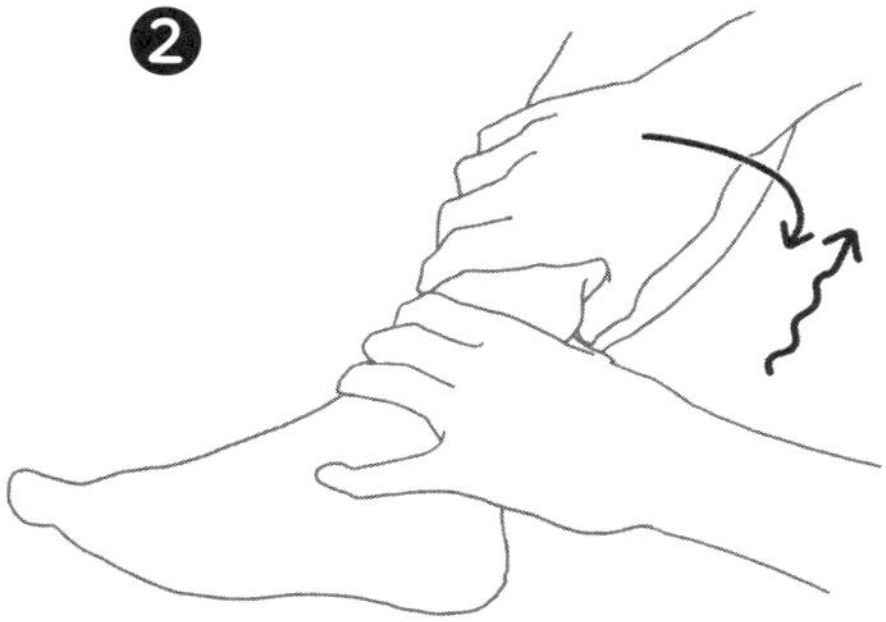

❷両手の親指をアキレス腱の内側（親指側）に当て、残り４本の指で足を軽くつかむ。
親指を支点に４本の指を手前に動かすことで、親指の先を押し込むようにしてアキレス腱をほぐす。「もむ」のではなく「緩める」イメージで行う。

手の指を少しずつ移動させ、かかとの上からふくらはぎの筋肉（腓腹筋）の下まで丁寧に緩める。

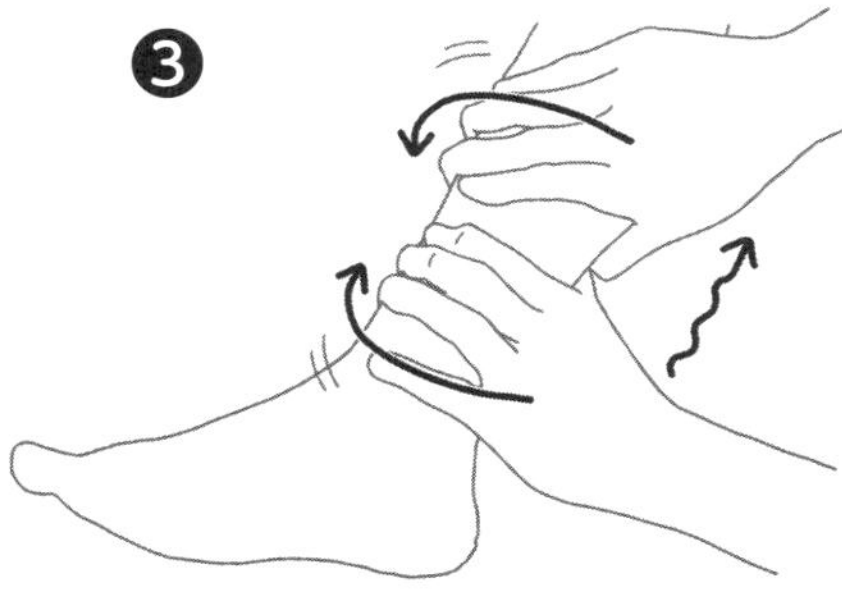

❸②と同じ手の向きで、両手の親指をアキレス腱の外側（小指側）に当て、残り４本の指で足を軽くつかむ。
親指を支点に４本の指を向こう側に動かすことで、親指でアキレス腱を引き上げるようにしてほぐす。「もむ」のではなく「緩める」イメージで行う。

手の指を少しずつ移動させ、かかとの上からふくらはぎの筋肉（腓腹筋）の下までを丁寧に緩める。

(3) ふくらはぎの筋肉はがしのやり方

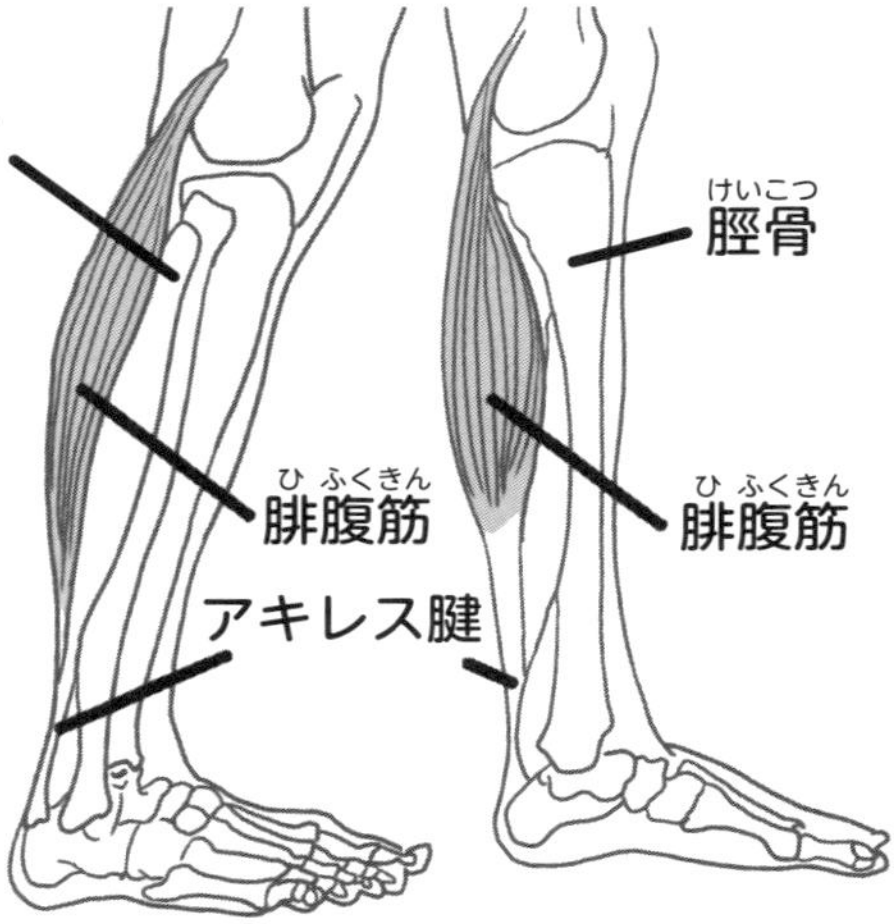

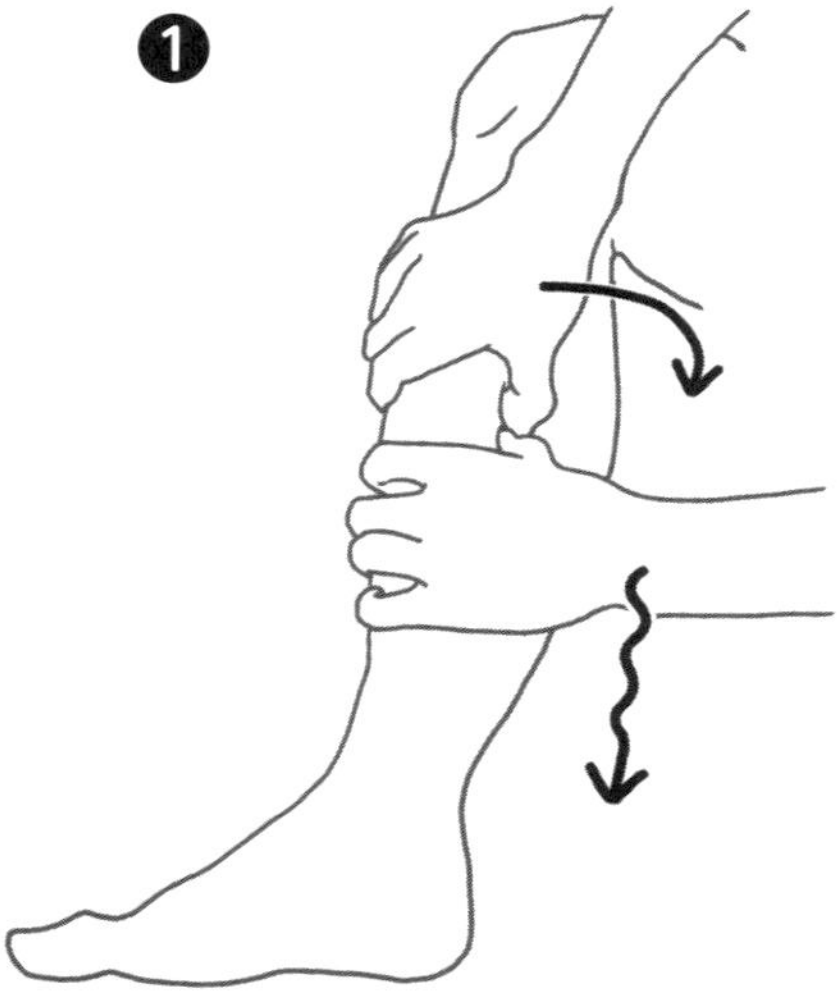

❶両手の親指の先を脛骨(スネのまん中にある骨)とふくらはぎの内側の筋肉の間に押し込み、ふくらはぎの方向に筋肉を引きはがす。
手の指を少しずつ移動させ、ひざの下から内くるぶしの上までのラインを丁寧にはがしていく。

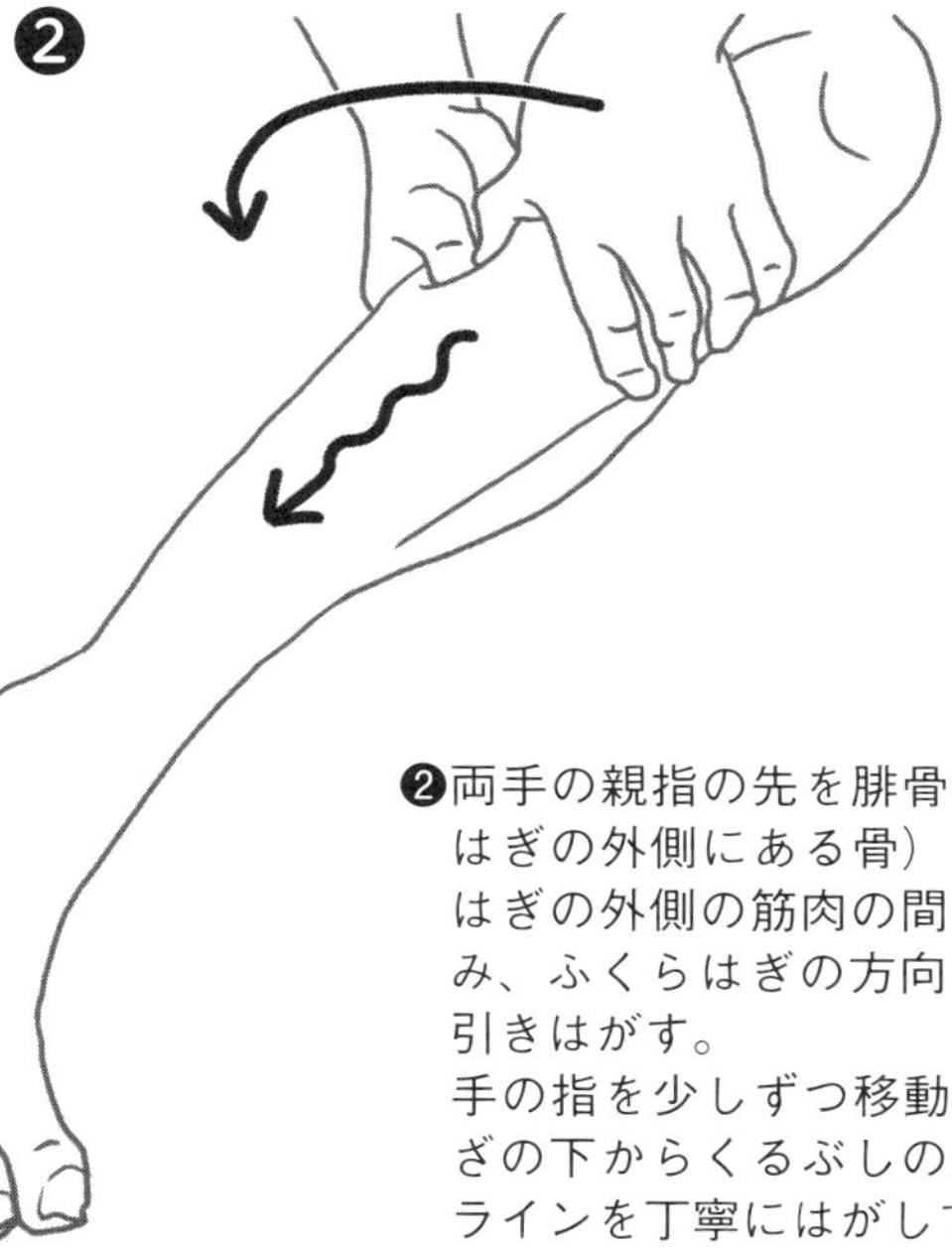

❷両手の親指の先を腓骨（ふくらはぎの外側にある骨）とふくらはぎの外側の筋肉の間に押し込み、ふくらはぎの方向に筋肉を引きはがす。
手の指を少しずつ移動させ、ひざの下からくるぶしの上までのラインを丁寧にはがしていく。

ワンポイントアドバイス

日本人はＯ脚が多いので、ふくらはぎの内側の筋肉が硬くなっていることが多い。
そのため、Ｏ脚の人は❶をしっかり行うことが重要。
Ｘ脚の人や、ひざを曲げると痛む人は❷をしっかり行う。

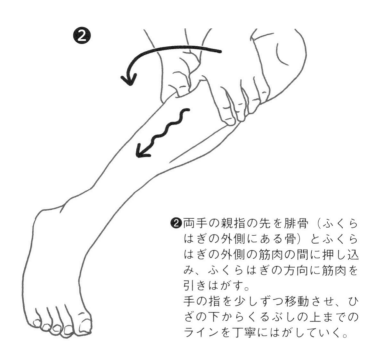

（4）太ももの筋肉はがしのやり方

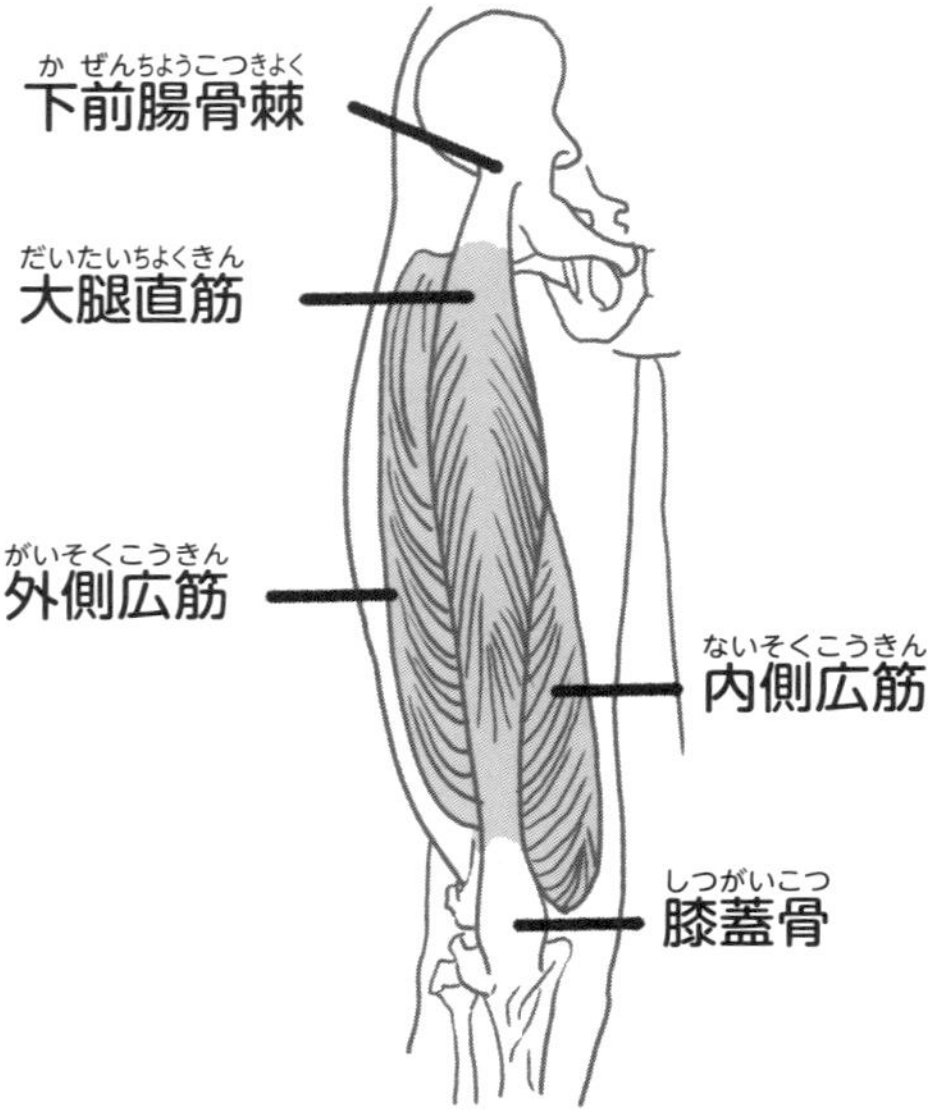

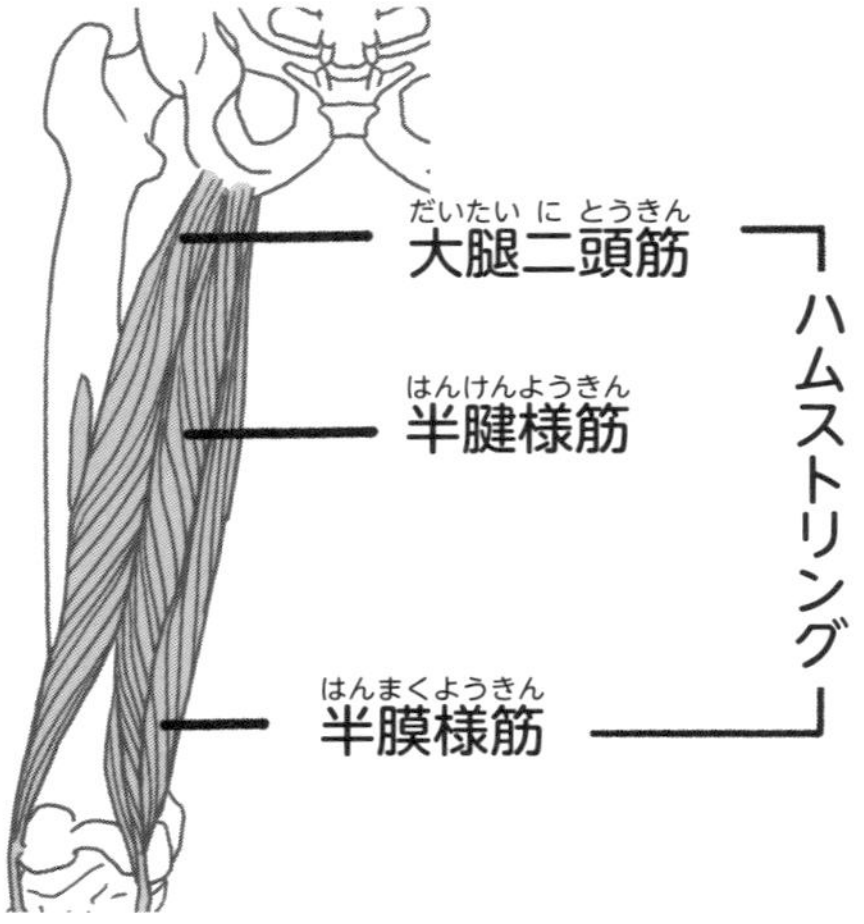

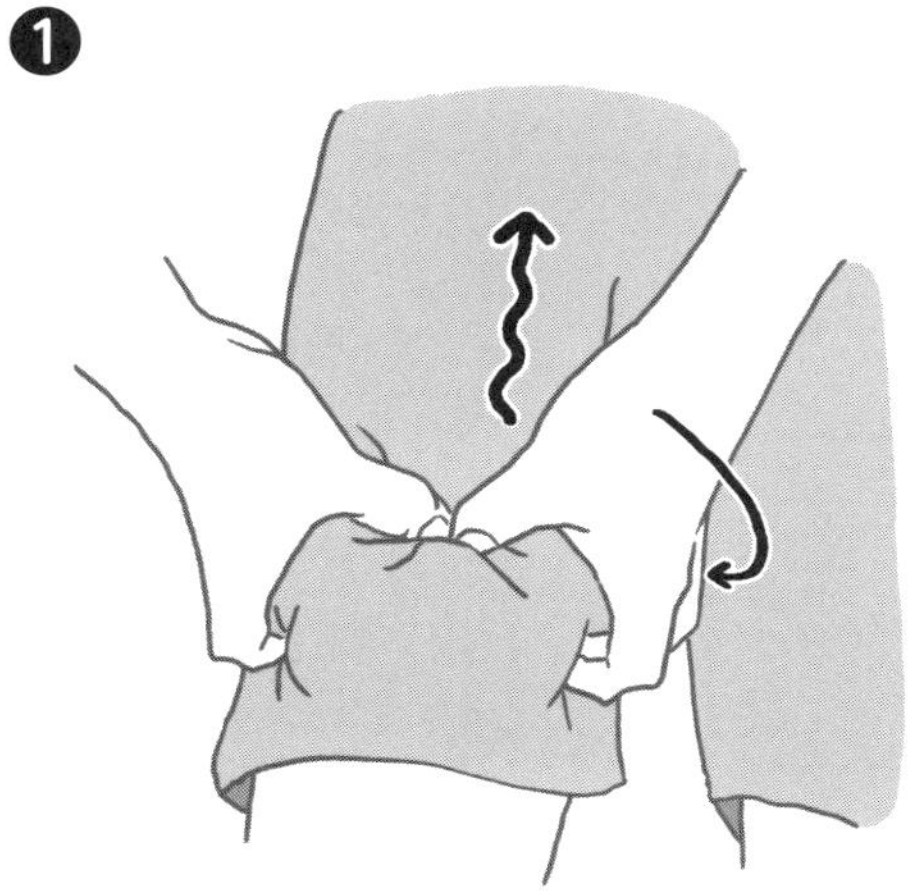

❶太ももの中心にある太い骨の少し内側に両手の親指を当て、残り４本の指で太ももをつかむ。
骨に向かって親指の先をグッと押し込み、親指を支点に４本の指を内側に回すようにして、太もも前面・内側の筋肉を骨から引きはがす。

手の指を少しずつ移動させ、ひざの上からそけい部の手前までのラインを丁寧にはがしていく。
※太ももの骨は手でふれることができないので、骨のある場所をイメージして行う。

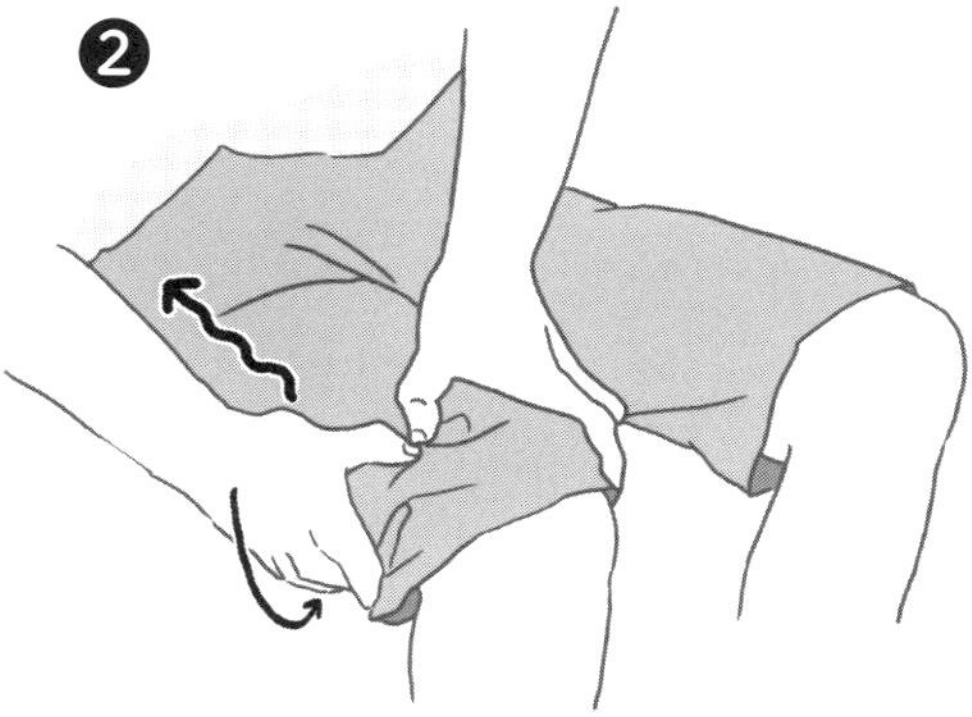

❷太ももの中心にある太い骨の少し外側に両手の親指を当てる。残り４本の指で太ももをつかむ。
骨に向かって親指の先をグッと押し込み、親指を支点に４本の指を外側に回すようにして、太もも前面・外側の筋肉を骨から引きはがす。

手の指を少しずつ移動させ、ひざの上から股関節の下までのラインを丁寧にはがしていく。

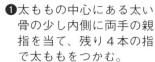

❸

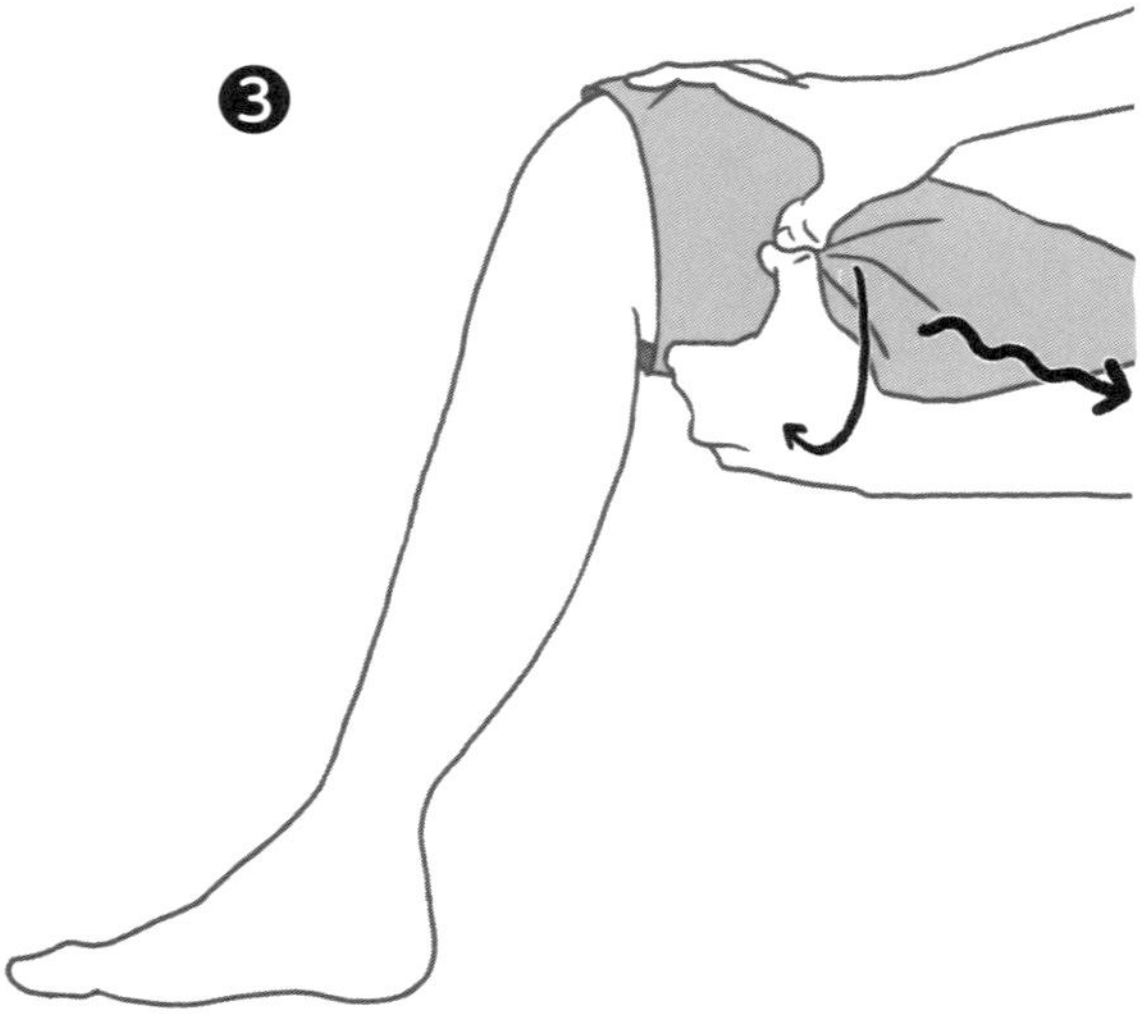

❸太ももの内側のまん中のラインに両手の親指を当て、残り４本の指で太ももをつかむ。
親指の先をグッと押し込み、親指を支点に４本の指を内側に回すようにして、太もも裏側の筋肉を骨から引きはがす。

手の指を少しずつ移動させ、ひざの上からそけい部の手前までのラインを丁寧にはがしていく。

❹

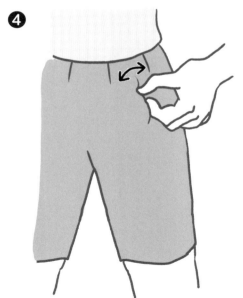

❹腸骨前面にある下前腸骨棘（66ページの図参照）を、爪で横に切る。

❺

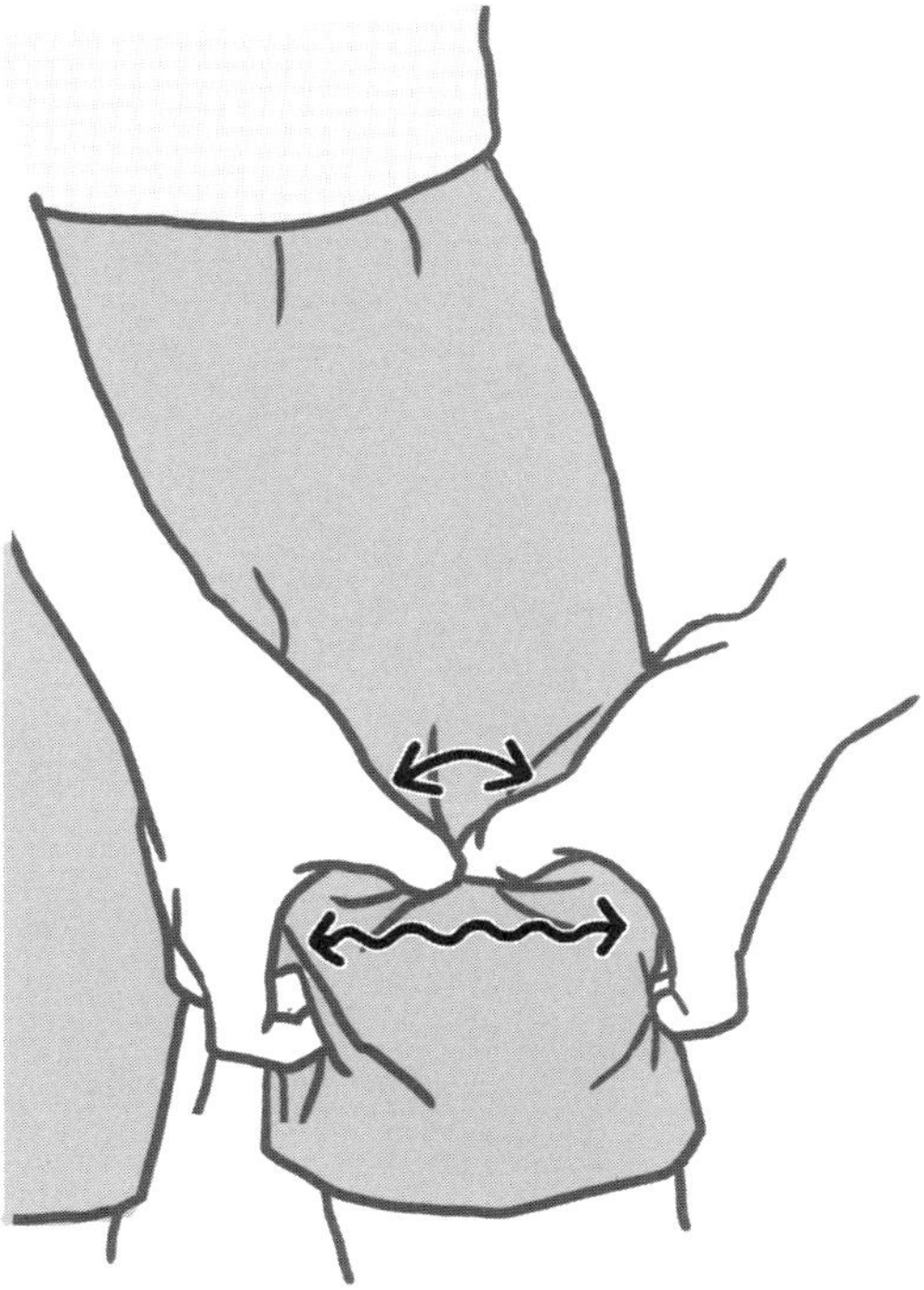

❺膝蓋骨（ひざのお皿）の上側を、
両手の親指の爪で横に切る。

（5）大胸筋はがしのやり方

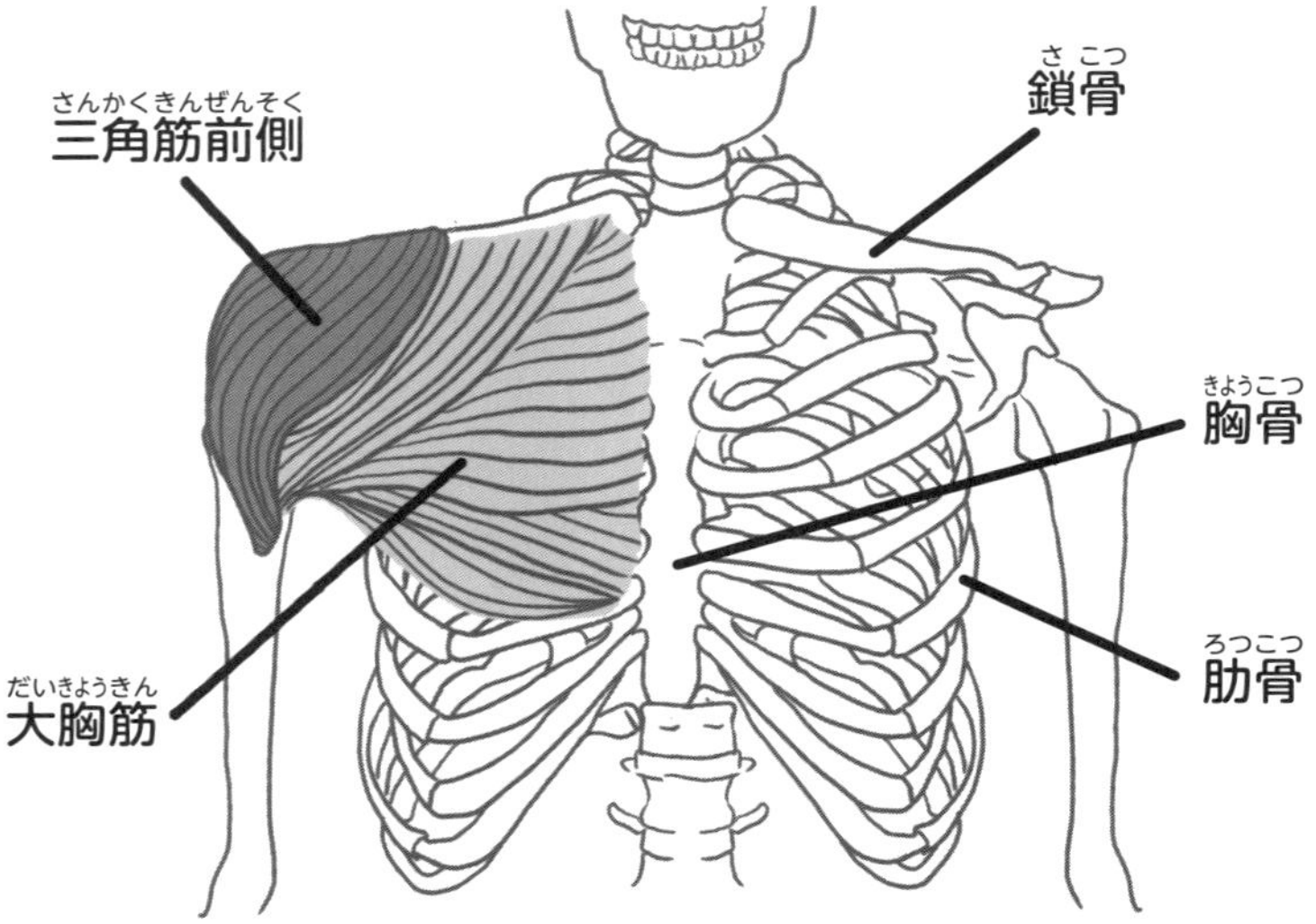

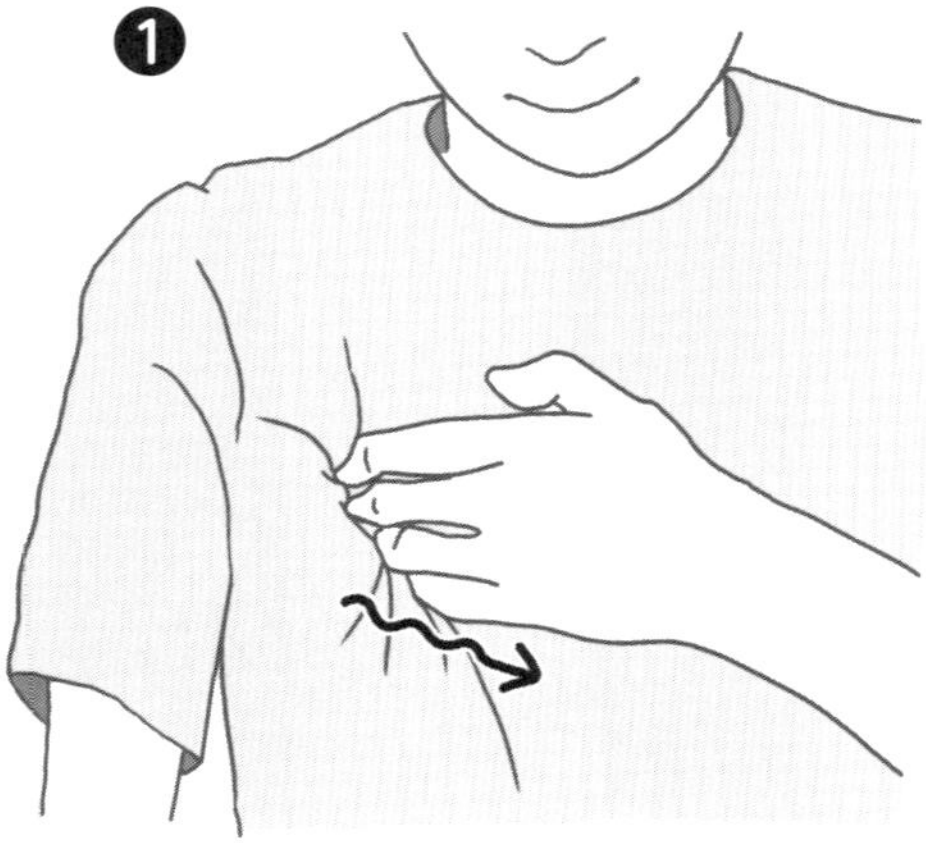

❶わきの下の肋骨に反対の手の４本の指を当て、胸の内側に向かって、肋骨の表面に貼りついた大胸筋を引きはがす。

※筋肉だけを動かすのではなく、肋骨から指が離れないように深く押し当てた状態で、骨の表面をえぐるようにして引きはがす。

❷

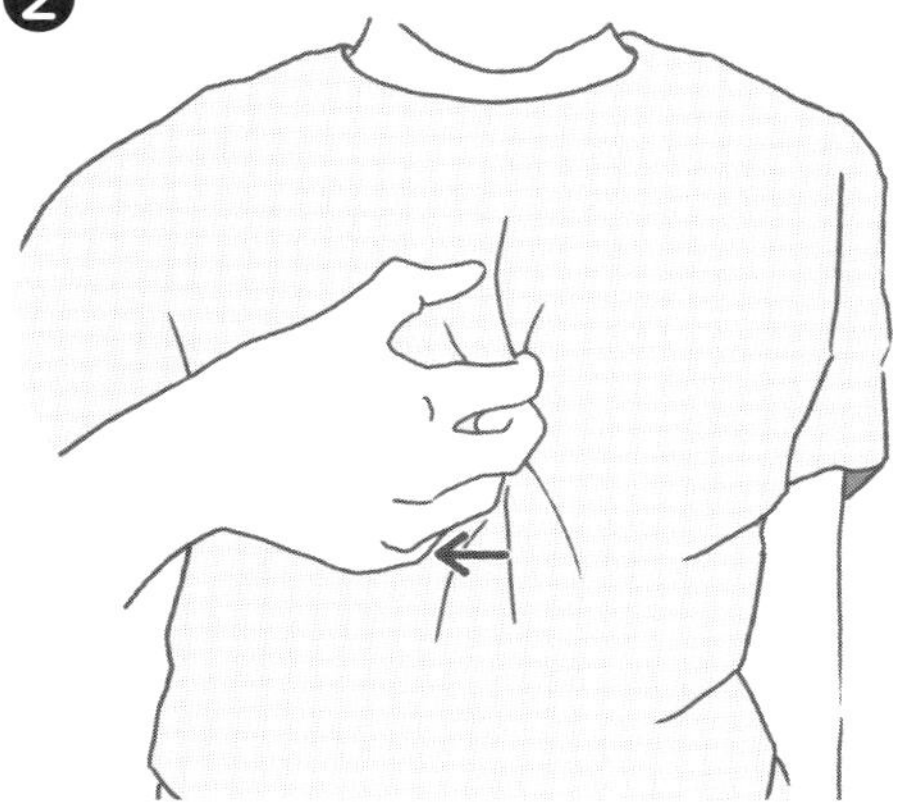

❷胸のまん中にある胸骨に、緩めたい側の手の４本の指を当て、指を深く押し当てたまま左の大胸筋は左へ、右の大胸筋は右へ、胸骨から引きはがす。

❸

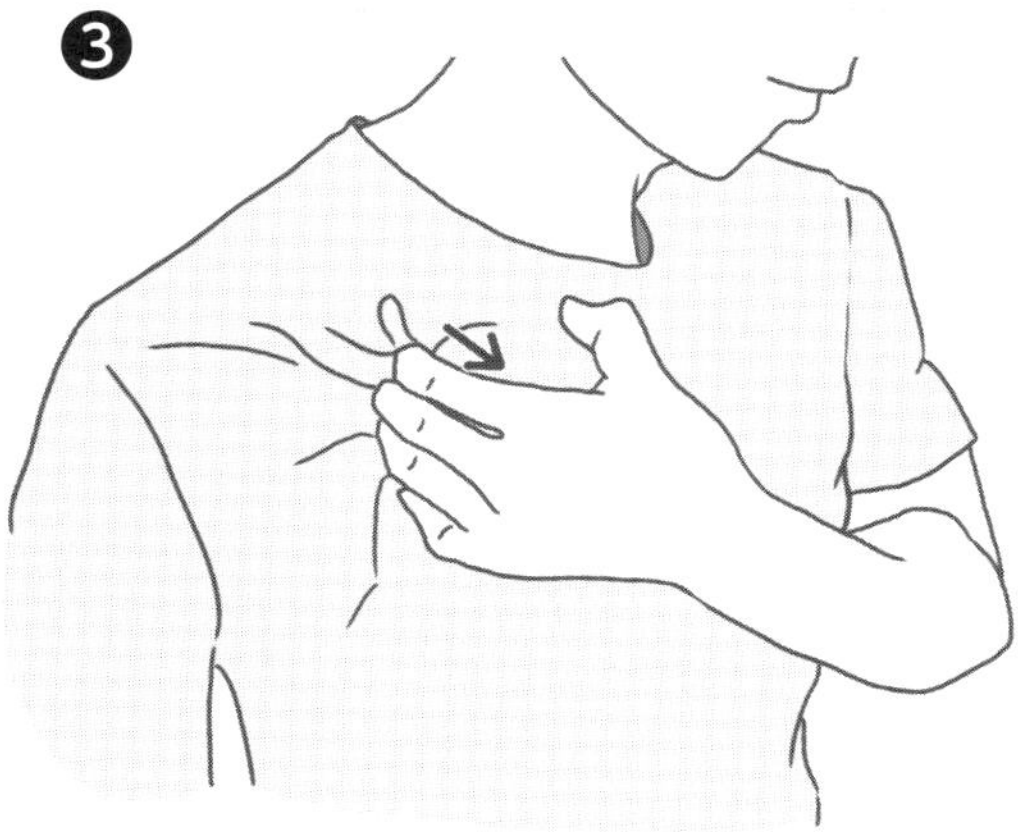

❸鎖骨の下（腕のつけ根の三角筋前側と大胸筋の間）に反対の手の４本の指を当て、指を深く押し当てたまま体の内側に向かって鎖骨から大胸筋を引きはがす。

2 半月板損傷

対処法 足底筋はがし➡60ページ、アキレス腱はがし➡62ページ、ふくらはぎの筋肉はがし➡64ページ、太ももの筋肉はがし➡66ページ、大胸筋はがし➡70ページ

半月板は、大腿骨と脛骨の間にあるC型をした軟骨組織で、ひざ関節の内側と外側にあります。外傷や、くり返しの長歩きなどによって半月板が損傷すると、ひざを曲げ伸ばしするときに痛みやひっかかりを感じたり、ひどい場合は急にひざが動かなくなる「ロッキング」という状態に陥ったりします。

マクマレーテストというチェック法で「半月板損傷」の兆候が見られたり、MRI検査で損傷が確認されたりすると、一般的な整形外科では、小さな傷であっても関節鏡による手術を勧められることが多くあります。

若くして大きく断裂してしまったり、ひっかかりがひどかったりする場合は、確か

に手術が必要です。しかし、そこまで重症でなければ、私の経験上、天城流医学の対処法で**関節にかかる圧を逃してやれば、半月板損傷の痛みも取れていきます。**痛い思いや怖い思いをして手術をしなくても、セルフケアで改善することができるのです。

半月板損傷の痛みは、関節に圧がかかることによって起こるものなので、ひざに影響を与えるすべての筋肉の緊張を取ることが解決策になります。つまり、変形性ひざ関節症と同じく、基本の５ヵ所（足底筋、アキレス腱、ふくらはぎ、太もも、大胸筋）を骨からはがし、緩めるということです。やり方は、60〜70ページを参照してください。

3 膝蓋靱帯炎

対処法　太ももの筋肉はがし⬇66ページ、大胸筋はがし⬇70ページ

太ももの筋肉、ひざのお皿（膝蓋骨《しつがいこつ》）、膝蓋骨と脛骨を結ぶ膝蓋靱帯など、ひざを伸ばすときに使われる筋肉や骨や靱帯を「ひざ伸展機構」といいます。この周辺、つまりひざのお皿まわりが痛むのが、「膝蓋靱帯炎」です。特に、膝蓋靱帯のあるお皿の下部に痛みを訴える人が多くいます。

ここが痛むのは、太ももの筋肉がお皿を過度に引っ張り上げていて、ひざ下の膝蓋靱帯が必要以上に伸ばされるからです。そのため、現代医学では太ももの筋肉を緩めるためのストレッチが推奨されています。でも、筋肉を無理やり伸ばすストレッチでは、実際のところ筋肉は緩みません。

そこで、膝蓋靱帯炎の改善にも役立つのが、天城流医学の手法です。天城流医学では、硬くなって骨に貼りついた筋肉を骨からはがすことによって、筋肉そのものをやわらかくしていきます。

太ももの筋肉をはがして緩めるのはもちろんのこと、いちばん大事なのは大胸筋はがしです。ひざのお皿〜そけい部〜股関節まで、太ももの前側すべてを引っ張り上げているのが、大胸筋だからです。大胸筋と太ももを徹底的にはがして緩めれば、それだけで膝蓋靱帯炎の痛みはほぼ解消します。「太ももの筋肉はがし」のやり方は66ページ、「大胸筋はがし」は70ページを参照してください。

4 オスグッド病

対処法　太ももの筋肉はがし➡66ページ、大胸筋はがし➡70ページ、足底筋はがし➡60ページ、内くるぶしの腱はがし➡77ページ

膝蓋靱帯炎と同じく、ひざのお皿の下部に生じる痛みで、10代のスポーツ選手に多いのが「オスグッド病」です。やはり太ももの筋肉がお皿を引っ張り上げることによって起こるのですが、大人は膝蓋靱帯に痛みが出やすいのに対し、10代の若者は膝蓋靱帯の付着部である脛骨結節《けいこつけっせつ》がまだ未熟で弱いため、そこに負担がかかって痛みが生じるのです。ひざを地面についただけで、刺すような痛みに襲われるといいます。

現代医学では脛骨結節部分の炎症と考えるため、消炎鎮痛剤や湿布が処方されます。また、膝蓋靱帯炎と同じく太ももを緩めるストレッチや、膝蓋靱帯を押さえるベルトの装着が勧められます。でも、そうした対症療法では、とうてい痛みは取れません。

痛みのあるうちはスポーツも控えるよう指導されますが、刺激がへって痛みが軽減しても、スポーツを再開したらまた痛くなることのくり返し。泣く泣くスポーツを断念せざるを得ない人もいるなど、痛みがなかなか取れずに困っている人が多くいます。

天城流医学なら、運動を続けながらでも、痛みをコントロールすることが可能です。硬くなって骨に貼りついている筋肉をはがして緩めれば、現代医学ではなかなか取ることのできなかったオスグッド病の痛みも改善していきます。

緩める筋肉は、膝蓋靱帯炎でも紹介した**太ももと大胸筋**の2ヵ所。それにプラスして、オスグッド病の場合は脛骨結節が弱いせいか、下から引っ張る力も影響しているため、**足底筋と内くるぶしの下**も緩めます。内くるぶしの下には指を曲げる筋肉の腱や、足首を曲げる筋肉の腱が通っています。それらが硬くなって内くるぶしの骨に貼りついているので、そこをはがして緩めると下から引っ張る力が弱まり、脛骨結節の痛みが解消していきます。

「太ももの筋肉はがし」のやり方は66ページ、「大胸筋はがし」は70ページ、「足底

（6）内くるぶしの腱はがしのやり方

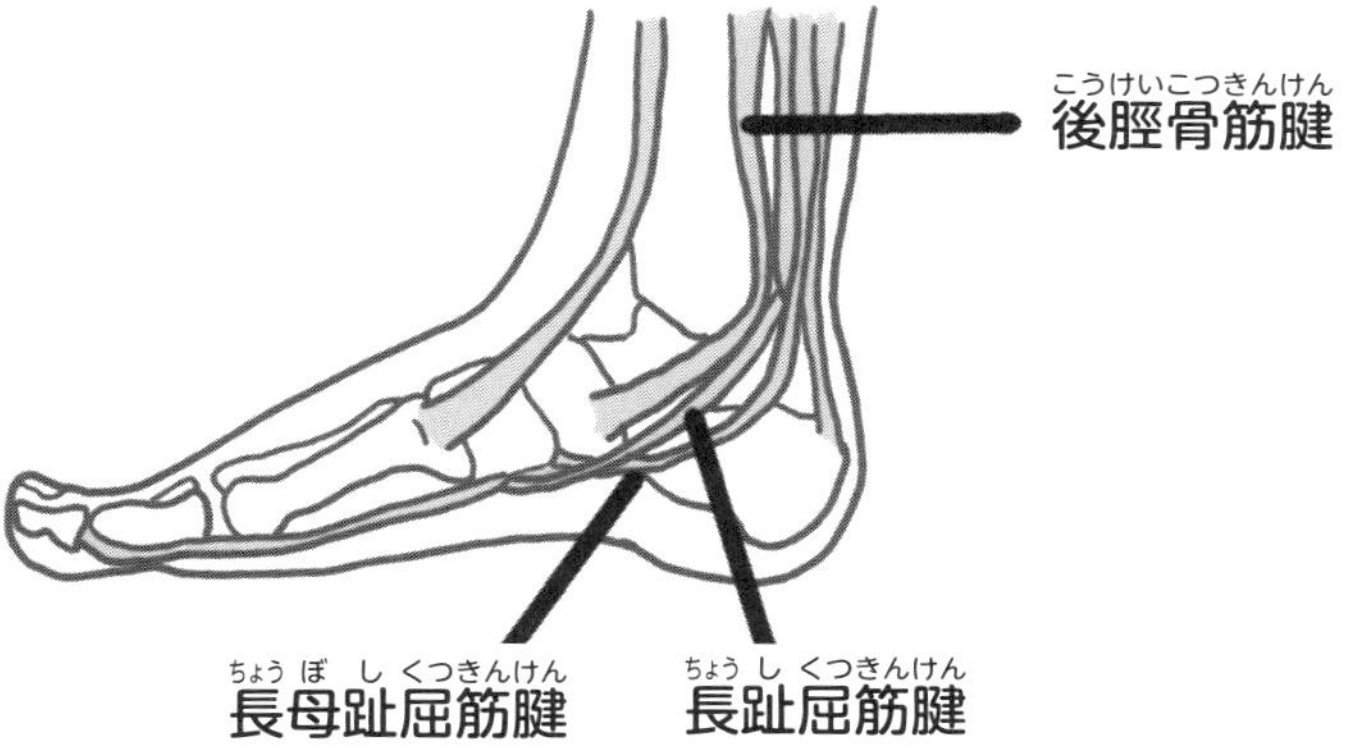

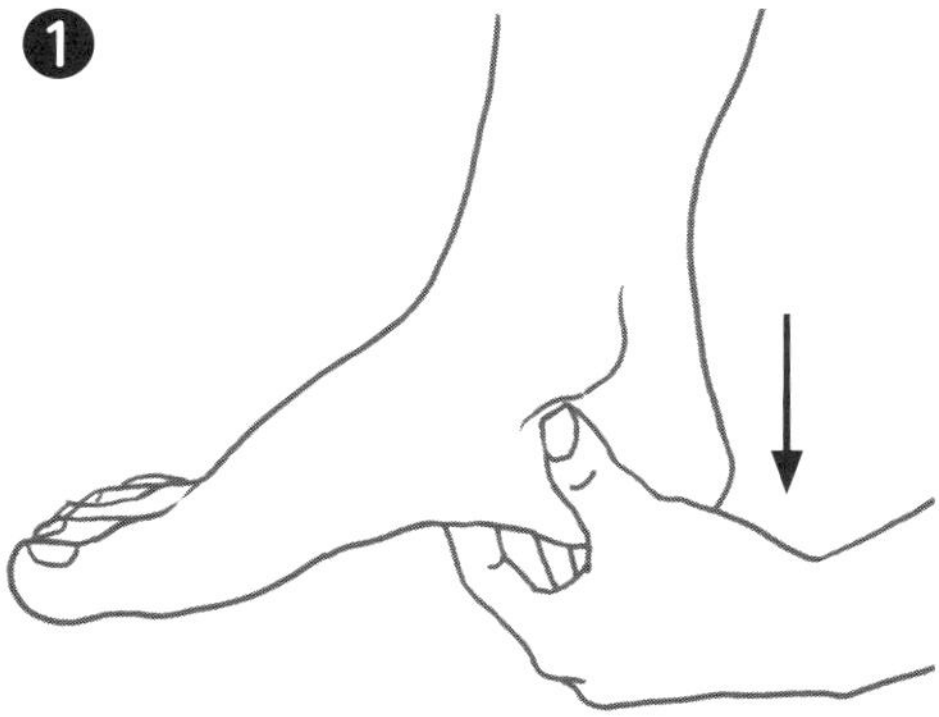

❶内くるぶしの下の骨ぎわに、反対の手の親指の先を当てる。
貼りついている腱を、足底方向に向かって爪の先で引きはがす。
痛みを感じるところは特に念入りに行う。

筋はがし」は60ページ、「内くるぶしの腱はがし」は77ページを参照してください。

5 鵞足炎

対処法 肩甲骨はがし➡80ページ、大胸筋はがし（必要な人のみ）➡70ページ

鵞足とは、太ももの内側や裏側の筋肉が腱となり、内側のひざ関節の下で脛骨に付着している部分を指します。ガチョウの足のような形に見えることから、鵞足と呼ばれています。

この部分に痛みが出るのが、「鵞足炎」です。病名に「炎」とつくとおり、現代医学ではこれも炎症ととらえているため、湿布を貼ったり、消炎鎮痛剤を注射したりするなどの治療が行われます。

一方、天城流医学では、やはりこれも炎症ではなく展張痛と考えています。では、どこの筋肉を緩めればよいのでしょうか。鵞足を引っ張っているのは、太ももの裏側

の筋肉です。そこを緩めることでも、もちろん効果は得られます。しかし、**最も効果的なのは、実は肩甲骨を緩めること**です。

膝蓋靱帯炎のところで、太ももの前側を引っ張っているのが大胸筋だという話をしました。それと同じように、太ももの裏側を引っ張っているのは肩甲骨です。ですから、肩甲骨をほぐさなければ、鵞足炎の痛みはなかなか取れないのです。

肩甲骨はがしのやり方は、80ページで紹介します。どうしても手が届かない人は、机の角に肩甲骨を押しつけたり、硬式テニスボールに肩甲骨を当てたりして寝転び、グリグリと刺激しても、似たような効果が得られます。ただ、指で丁寧にはがすほうが効果が高いことは、いうまでもありません。お湯につかって行うと、体の可動域も広がり、肩甲骨自体も緩みやすいでしょう。

なお、鵞足炎の痛みには、大胸筋も少し影響していることがあります。肩甲骨をほぐしても痛みが改善しないときや、大胸筋をさわってみて硬くなっている人は、70ページを参考に「大胸筋はがし」もやってみてください。

（7）肩甲骨はがしのやり方

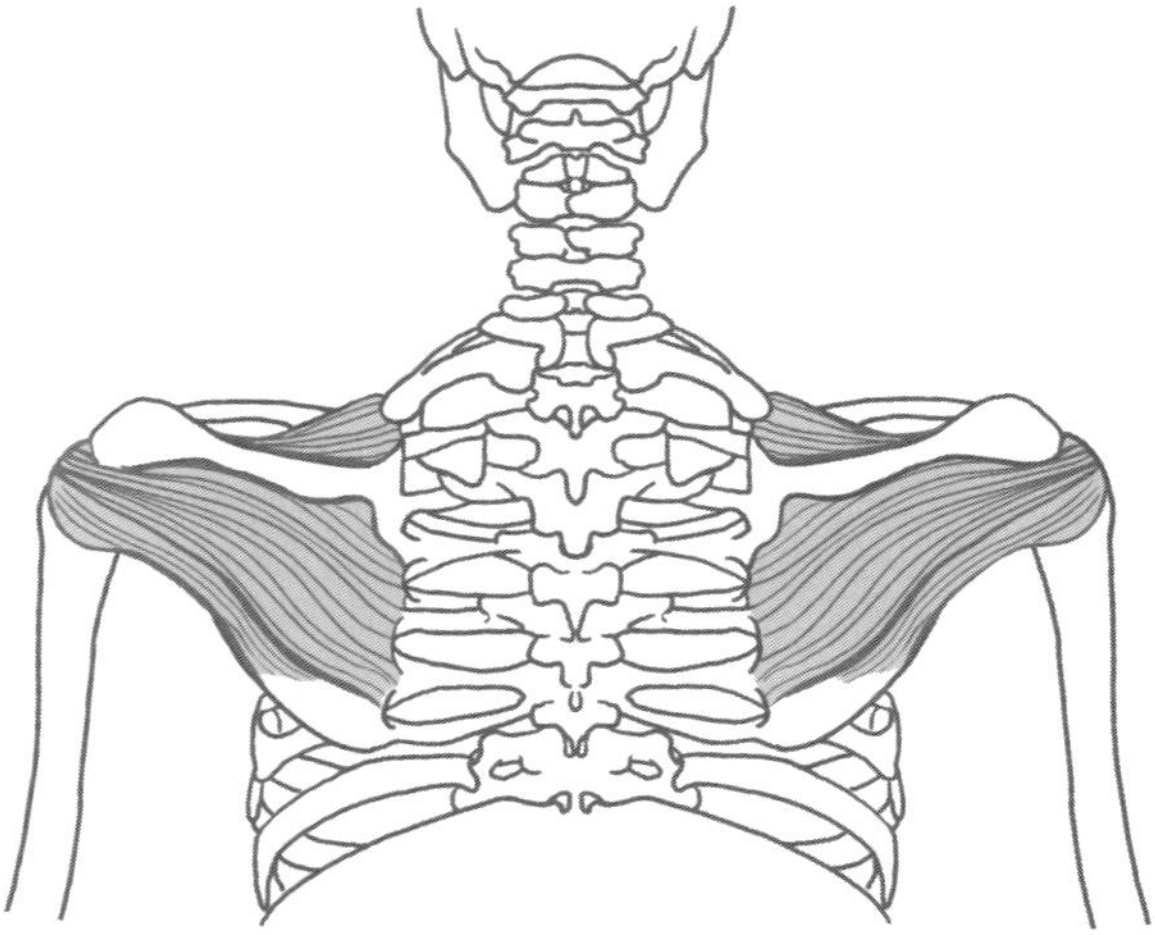

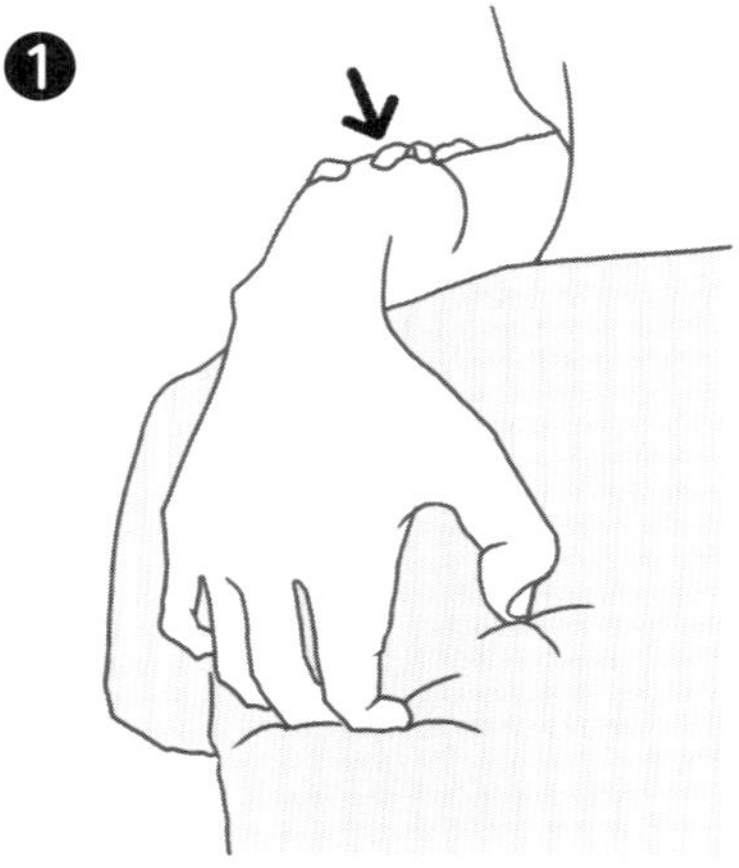

❶緩めたいほうの肩甲骨と反対の手を、肩の上から回してきて４本の指で肩甲骨にふれる。もう片側の手でひじを軽く押す。

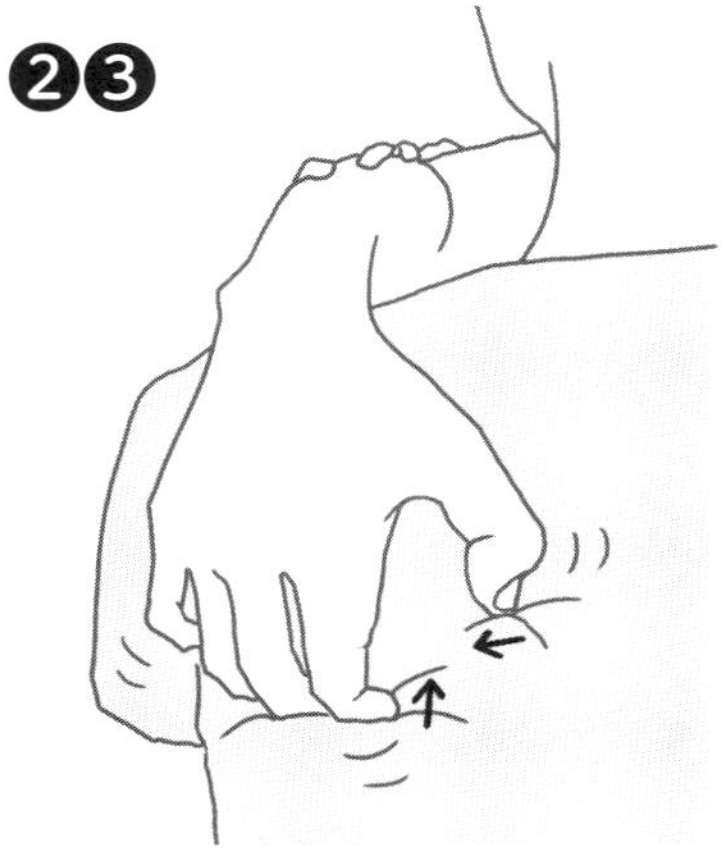

❷肩甲骨の上に乗っている筋肉を４本の指で押さえてみて、硬い場所や痛みのある場所を探す。

❸その部分の筋肉を、４本の爪の先でカリカリとこするようにして、肩甲骨の表面から引きはがす。

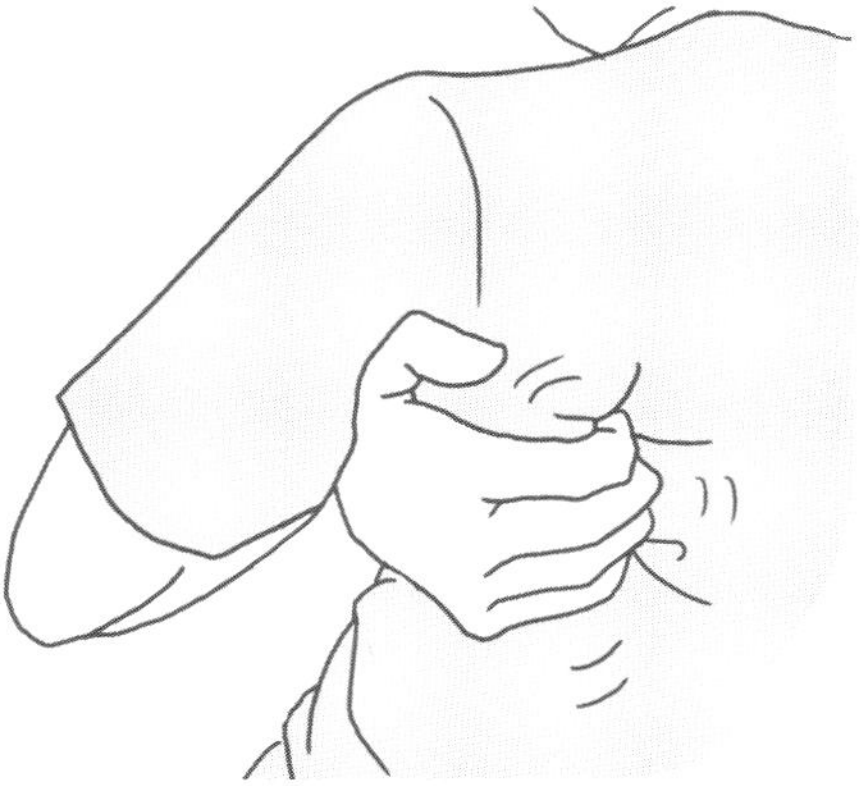

※肩の上から手が回らない人は、わきの下から回してもよい。

痛みのタイプ別にひざ痛を治す「筋肉はがし」

次に、**疾患名とは関係なく、どんなときに痛むか、どこが痛むかなど、痛みのタイプによって行うべき対処法**をお伝えします。病院で診断を受けていないかたでも、自分の痛みにはどこの筋肉を緩めればいいかが、これを見ればわかるはずです。

ひざ痛に襲われたとき、病院へ行くより前に、まずやっていただきたい対処法ともいえます。

また、変形性ひざ関節症でも、人によって痛む場所や動作は違っていたりします。

基本の5ヵ所（60〜71ページを参照）全部を行う時間がないときや、基本の5ヵ所を行ったあとのプラスケアとして、自分の痛みに合わせた対処法を、重点的に行うのもよいでしょう。

1 下り坂を歩くとき、階段を下りるとき、イスから立ち上がるときに痛い

対処法　アキレス腱はがし➡62ページ

坂道や階段を下るときや、イスから立ち上がるときの最初の1歩が痛い場合は、アキレス腱の硬さが影響しています。62ページの「アキレス腱はがし」を行うと、痛みが軽減するはずです。

2 歩いているときにひざのまん中やひざ関節が痛い

対処法　ふくらはぎの筋肉はがし➡64ページ

3 立っているだけでひざがシクシク痛い

対処法 太ももの筋肉はがし⬇66ページ

ひざのまん中やひざ関節の痛みは、ほうっておくと関節の軟骨がすりへり、変形性ひざ関節症へとつながります。原因は、ふくらはぎの筋肉が硬くなり、脛骨に貼りついてしまっていること。なお、ふくらはぎのまん中あたりを押したとき飛び上がるほどの痛みになると、ぎっくり腰を引き起こす可能性が高くなります。

ひざ関節の痛みが出たら、悪化しないうちに64ページの「ふくらはぎの筋肉はがし」でしっかり筋肉を緩めておきましょう。

病院で変形性ひざ関節症と診断され、軟骨がすりへっていることが確認された人も、ここをしっかりほぐして血液やリンパ液の流れがよくなると、**軟骨が再生しやすくなります。**

歩いてもいないのに、立っているだけでひざが痛むのは、ひざの上にある太ももの筋肉が硬くなり、大腿骨に貼りついているからです。66ページの「太ももの筋肉はがし」で緩めましょう。

4 O脚でひざの内側が痛い

対処法　ふくらはぎの筋肉はがし➡64ページ、太ももの筋肉はがし➡66ページ、足の指体操➡48ページ

O脚は、ふくらはぎと太ももの内側の筋肉が硬くなることで軸が傾き、バランスを取ろうとして脚が変形した状態です。太ももの内側の筋肉はひざの内側の脛骨に、ふくらはぎの内側の筋肉はひざの内側の大腿骨にくっついているので、それらの筋肉が硬くなると、ひざの内側が引っ張られて曲がり、そこに負担がかかって痛みが出るのです。

その状態で放置していると、ひざの内側の軟骨がすりへり、変形性ひざ関節症へとつながっていきます。64ページの「ふくらはぎの筋肉はがし」と、66ページの「太ももの筋肉はがし」で、特に内側の筋肉を重点的に緩めましょう。**内側の筋肉が完全に緩まれば、O脚は自然に改善します。**

なお、足の指を広げて軸を安定させる意味で、48ページの「足の指体操」もしっかり行うことをお勧めします。

5 ひざに水がたまる

対処法 **太ももの内側の筋肉はがし⇩66ページ**

ひざ痛のなかでも、ひざに水がたまって病院を訪れるかたは非常に多くいます。穿刺して水を抜いても、時間がたつとまたたまってきて、何度も何度も水を抜かなければならないので、皆さん困っているようです。しかし、第1章で述べたとおり、水がたまるのは炎症ではなく滞りです。**太ももの内側の筋肉が硬くなり、体液の流れが滞ることで、心臓に戻れなくなった水がひざにたまっていく**のです。

ですから、ひざに水がたまるかたは、66ページで紹介した「太ももの筋肉はがし」のなかでも、特に❶の**太もも内側の筋肉はがしを、太もものまん中からそけい部にかけて、**重点的に行ってください。太ももは筋肉が分厚くて、中心にある骨に手でふれることはできないので、体重をかけて手の親指をできるだけ奥のほうまで押し込み、骨の表面から筋肉をしっかりはがすことを意識しましょう。

６ ひざを深く曲げると痛い、しゃがめない、正座ができない

対処法

大胸筋はがし⬇70ページ、太ももの筋肉はがし（特に大腿直筋）⬇68～69ページの❹と❺

ひざ痛を訴える人のなかには、しゃがめない、正座ができないといった悩みを抱える人も多くいます。**ひざが曲げられないのは、第一に大胸筋の硬さが影響**しています。そして、**ふくらはぎの外側の腓骨《ひこつ》に筋肉が貼りつき、硬くなっている**ことも関係します。**太ももの大腿直筋も硬くなっています。**

まず、70ページを参照して「大胸筋はがし」を行いましょう。次に「太ももの筋肉はがし」を行いますが、ここでは大腿直筋を重点的に行います。やり方は68〜69ページの❹❺を参照してください。

7 ひざの外側が痛い

対処法 **肩甲骨はがし➡80ページ、頭蓋骨はがし➡89ページ**

歩行時に足を踏み込んだとき、ひざの外側が痛むのは、体の2ヵ所の滞りが影響しています。1つは肩甲骨。**特に、肩甲骨の外側にある筋肉が硬くなっている**ケースが

（８）頭蓋骨はがしのやり方

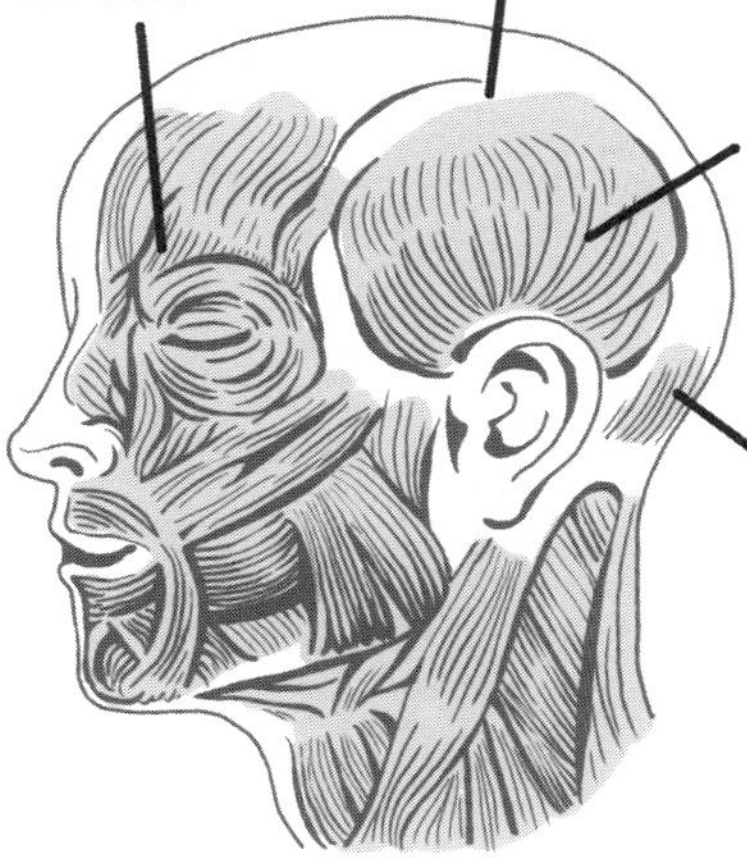

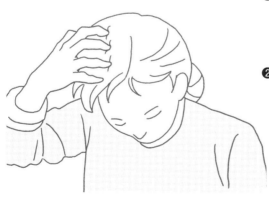

❶右ひざが痛む場合は頭頂部のやや右、左ひざが痛む場合は頭頂部のやや左に、手の４本の指を当てる。
❷頭蓋骨の表面にある薄い腱膜を、４本の指先でカリカリとこするようにして頭蓋骨から引きはがす。

多いようです。もう1つは頭蓋骨。**右ひざが痛む場合は頭頂部の少し右側、左ひざが痛む場合は頭頂部の少し左側**が硬くなっています。

肩甲骨も頭蓋骨も、その上に乗っている筋肉や腱膜が貼りつき、硬くなっている状態です。それらを骨の表面から、**爪でカリカリと引きはがすイメージ**で緩めていきましょう。骨の上に乗っている筋肉や腱膜が自由に動く状態になるのがベストです。

「肩甲骨はがし」のやり方は、80ページを参照してください。「頭蓋骨はがし」のやり方は、89ページのとおりです。

8 ひざの裏側が痛い

対処法

ふくらはぎの筋肉はがし⬇64ページ、太ももの筋肉はがし⬇66ページ、大胸筋はがし⬇70ページ、腸骨の筋肉はがし⬇92ページ、足の裏の筋肉はがし⬇94ページ

ひざの裏が痛む、腫れる、水がたまる（ベーカー嚢腫《のうしゅ》といってひざの裏に関節液がたまる疾患）という人は、体の５ヵ所の滞りを取る必要があります。

ふくらはぎ、太もも、大胸筋、それに骨盤の腸骨《ちょうこつ》から恥骨《ちこつ》までのライン、足の裏のかかとの骨の上部です。

骨盤の腸骨から恥骨までのラインは、咀嚼不足でおなかが硬くなると滞りやすい部分です。ここが滞ると脚への血流が悪くなるほか、腸骨の裏にある筋肉が脚の筋肉につながっているため、脚にさまざまな弊害が起こってきます。

「ふくらはぎの筋肉はがし」は64ページ、「太ももの筋肉はがし」は66ページ、「大胸筋はがし」は70ページ、「腸骨の筋肉はがし」「足の裏の筋肉はがし」は以下を参照に、すべてを緩めれば、ひざ裏の痛みは解消するでしょう。

（9）腸骨の筋肉はがしのやり方

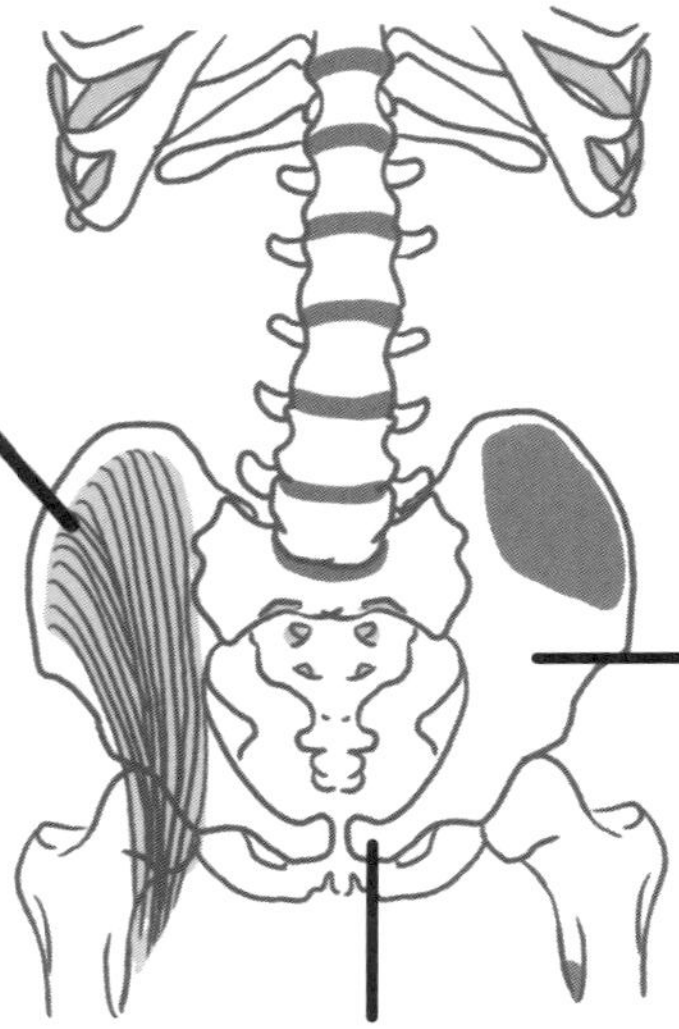

❶あおむけに横になる。
❷両手の４本の指を腸骨のいちばん出っ張っているところの上に当て、骨に沿って深く指先を押し込むようにして、おなかの筋肉を骨から引きはがす。
❸手の指を少しずつ移動させ、恥骨のところまで丁寧にはがしていく。

❶

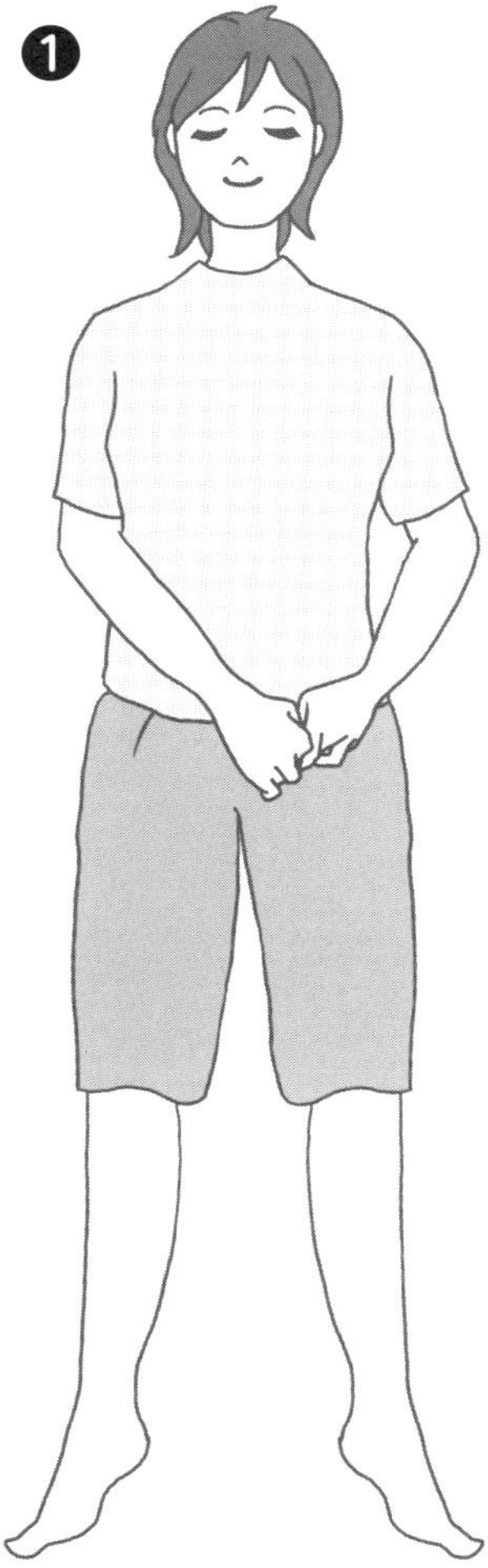

❷

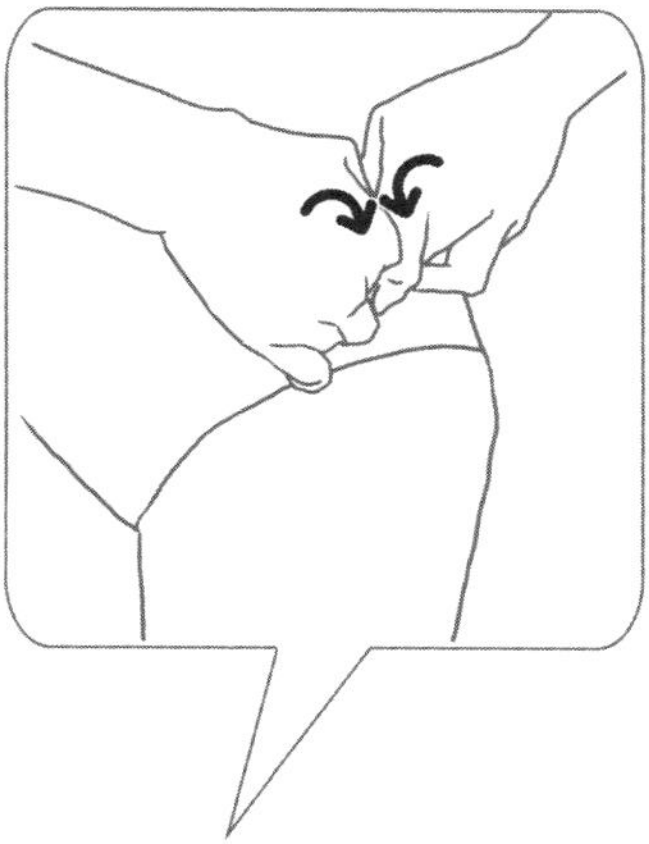

❸

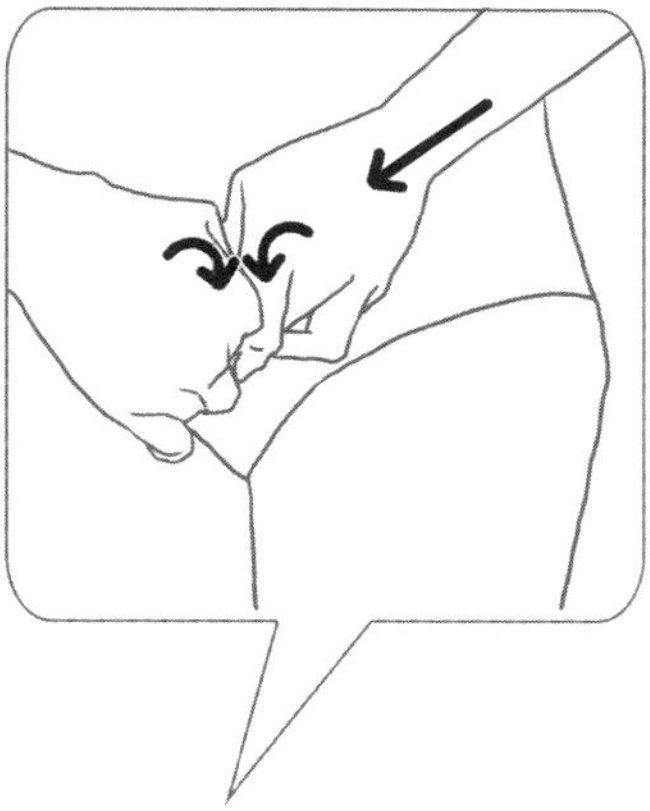

(10) 足の裏の筋肉はがしのやり方

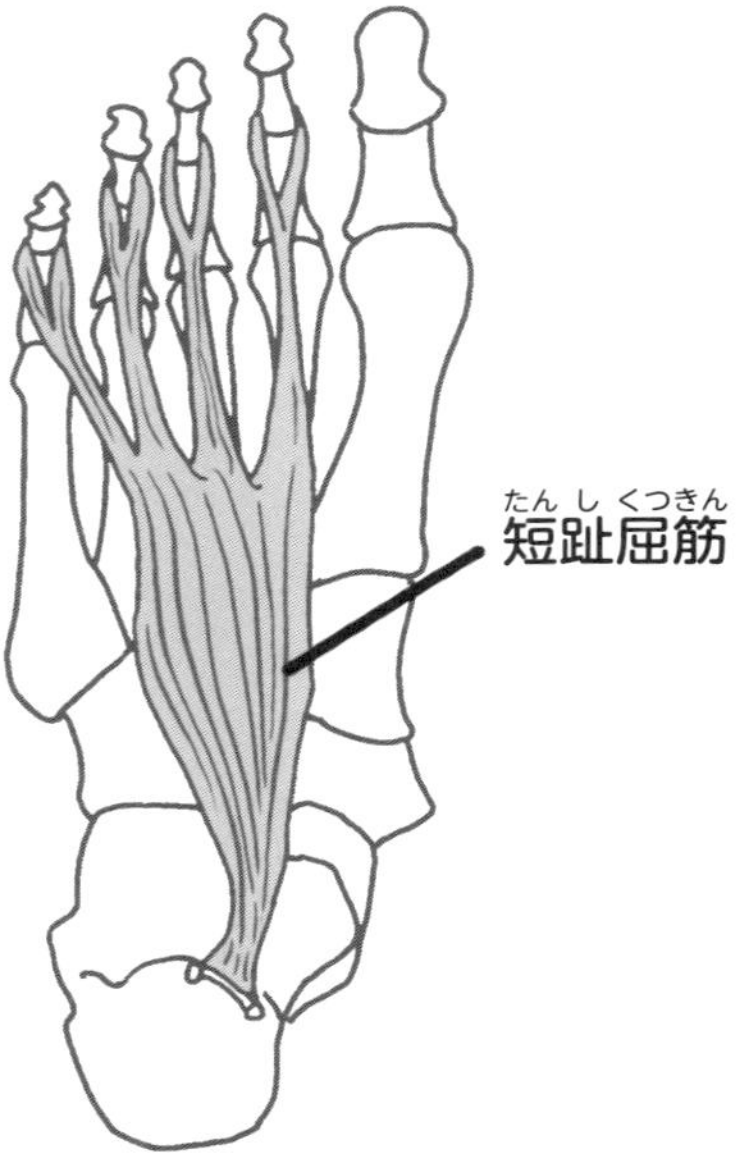

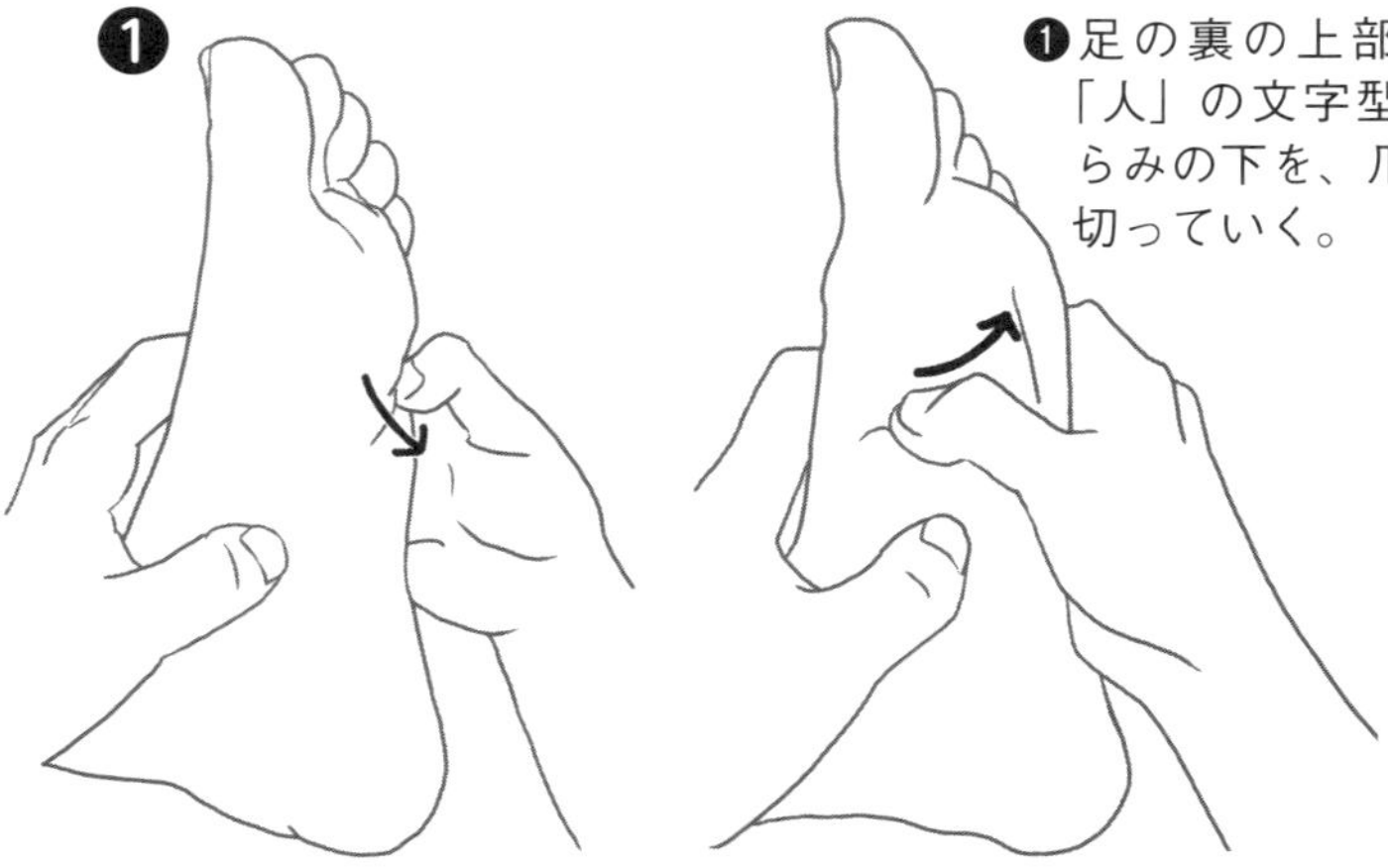

❶足の裏の上部にある「人」の文字型のふくらみの下を、爪で横に切っていく。

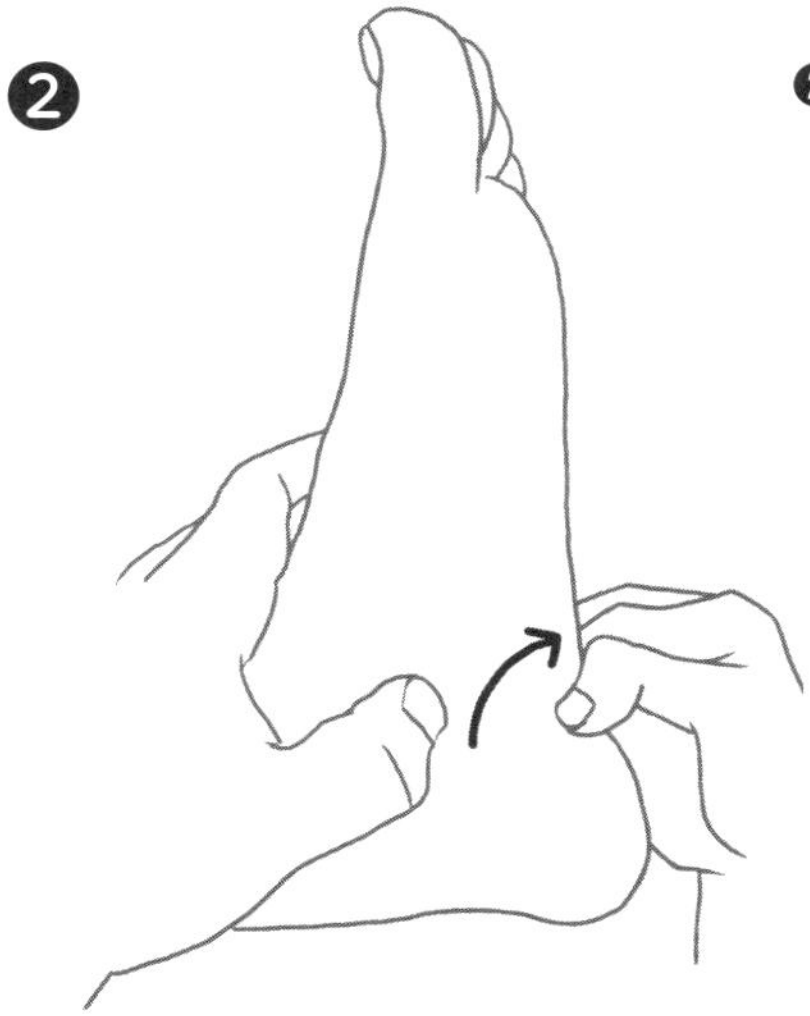

❷足の裏のかかとの骨の上側のふくらみを、爪で横に切っていく。

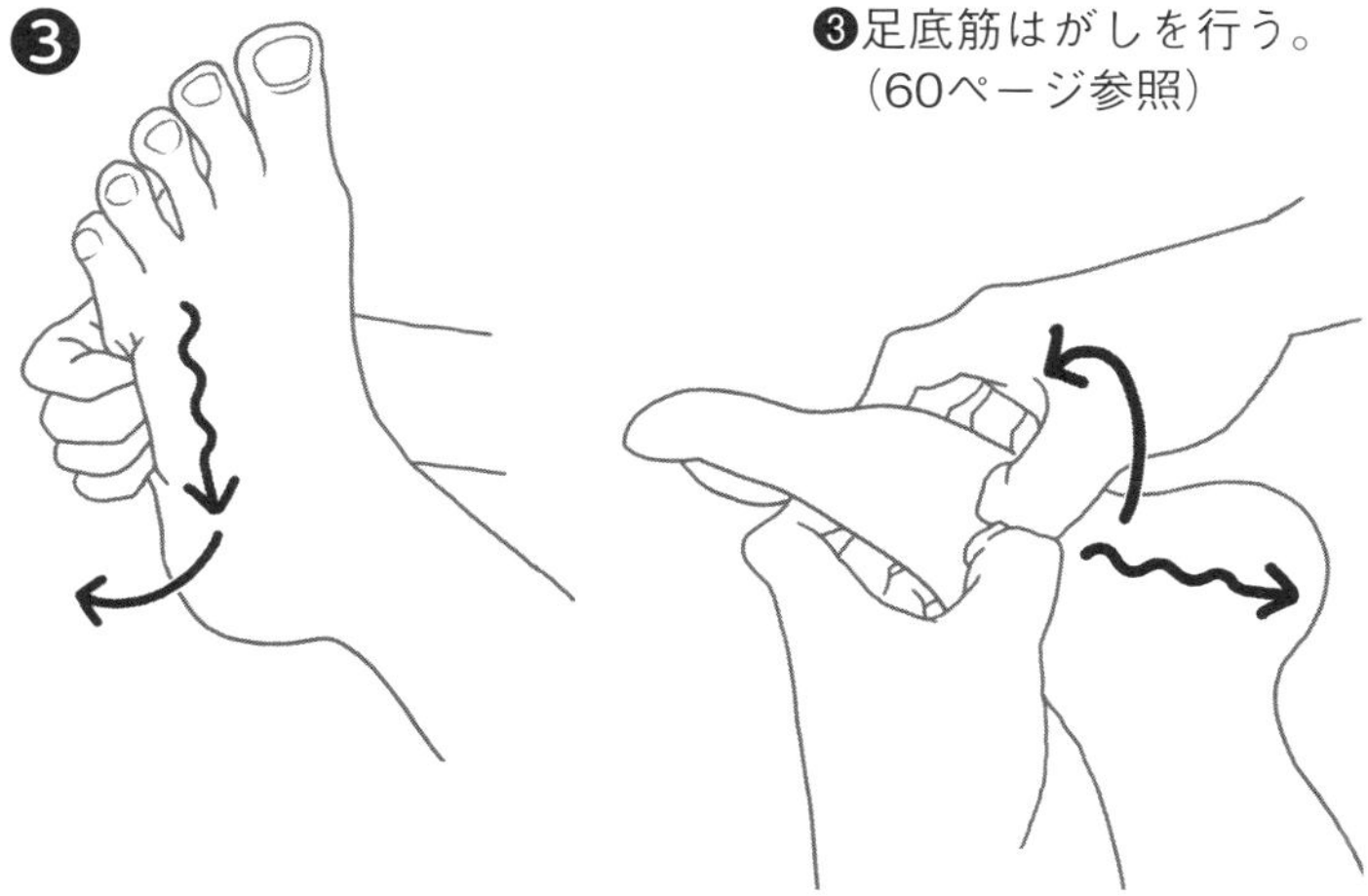

❸足底筋はがしを行う。（60ページ参照）

第3章

ひざ痛を治す日常生活のコツ

痛みが取れても継続してケアすることが大切

天城《あまぎ》流医学の対処法は、しっかり筋肉を骨からはがし、緩めることができれば、やったその場で即効性が期待できます。最初はうまくできない人、筋肉の癒着《ゆちゃく》が頑固な人でも、懲りずに、飽きずに続ければ、確実に効果は現れてくるものです。

当院の患者さんにも、「どこの整形外科へ行ってもなかなか取れなかったひざの痛みからやっと解放された」「何度も何度もひざに水がたまり、そのたびに抜いていたけど、天城流医学の対処法を始めてからは全く水がたまらなくなった」というかたがたくさんいます。

けれども、よくなったからといって体のケアを怠ると、また症状がぶり返したり、新たに別の痛みや不調が出てきたりすることになりかねません。人は生きて活動している以上、体の使い方によってどこかに滞りが生じることは避けられないからです。その滞りが筋肉を硬くして骨を引っ張り、さまざまなところに展張痛《てんちょうつう》（22ページ参照）を生み出すのです。

痛みのない状態を保つには、一度よくなったからといって、そこでケアをやめてしまうのではなく、**予防のために習慣として継続することが大事**です。朝、目覚めたら起き上がる前に布団の上で硬くなった筋肉を緩めて骨からはがすというふうに、「いつやるか」を決めて、ぜひ生活の中のルーティーンにしてください。

人それぞれ生活習慣や体の使い方のクセによって、どうしても滞りやすい場所があるものです。だからこそ、いったんよくなっても、ケアを怠るとまた同じ場所に痛みが再発したりするのです。ですから、基本的には痛みがあるときに行っていたケアを、痛みが取れてからも継続して実践するのが望ましいでしょう。

偏った体の使い方をしてしまうのはある程度しかたのないことなので、それを無理に改善する必要はありません。ただし、**痛みのあるときに無理に動かしたり、筋肉を鍛えたりするようなことは、決して行わないでください。**偏った体の使い方をしている自覚があるなら、毎日のケアとともに、そのような体の使い方をしたあとにも筋肉が骨に癒着しないよう、きちんと緩めておくことを心がけるべきです。

なお、滞りやすい場所をケアするだけでなく、全身の筋肉が硬くならないよう緩める体操（始動法）も、天城流医学では提唱しています。慣れれば10分程度でできるので、毎日のルーティーンワークとして行うのもお勧めです。やり方は、私のユーチューブに動画でアップしているので、興味のあるかたはチェックしてみてください。

唾液で食べ物が溶けてなくなるまで噛む

痛みを再発させないためには、「よく噛む」ことも心がけましょう。

第1章でお話ししたように、筋肉が硬くなるいちばんの原因は咀嚼不足です。なかでも**小腸、大腸の負担が、足の痛みはもちろん、身体のあらゆる不具合に大きく影響します。**天城流医学では、小腸の負担は体の右側に、大腸の負担は体の左側に現れるといわれています。

いずれにしても、小腸、大腸ともに負担となるのは、未消化のまま入ってくる食べ物です。腸に負担をかけないためには、よく噛んで、唾液でしっかり分解してから体に入れることが大切です。

どのくらい噛むべきかの定義は、「唾液で食べ物が溶けてなくなるまで」です。目安として、「できれば１００回噛みましょう」と私は提案しています。やってみるとわかりますが、そのくらい噛まないと、特に肉や麺類などは溶けてなくなりません。

最初の１週間、１口当たり１００回噛むことを実践してみてください。１週間徹底して噛み続ければ、そのあとは１００回数えなくても、無意識のうちにある程度よく噛んで食べるようになるはずです。体のケアと同じく、噛むことも習慣化して体に覚えさせれば、あとはさほど負担を感じることなく続けられます。

よく噛んで小腸や大腸の負担がへり、同時に体のケアも継続して行っていけば、滞りにくくなり、筋肉の硬直が防げるため、痛みや不調も起こりにくくなります。

「冷やすのではなく温める！ お勧めは入浴」

急性期を過ぎた慢性の痛みには、温めることも有効です。

天城流医学では、急性期は「外傷後の72時間」と定義しています。それ以降は慢性期です。打撲や捻挫《ねんざ》といった外傷の急性期の炎症にはアイシングや湿布などを行い、冷やすことは有効ですが、慢性の痛みにアイシングや湿布は意味がないどころか逆効果です。

逆に、温めたほうが、硬くなった筋肉が緩みやすくなります。冬の寒い時期には、カイロや湯たんぽなどで積極的に温めるのもよいでしょう。夏の暑い時期はそこまでしなくてもかまいませんが、しっかりお湯につかって入浴しましょう。

痛みが取れてからも、再発を防ぐためには筋肉が硬くならないよう、シャワーではなく湯ぶねにつかって入浴することをお勧めします。

「正しいケア方法は身体が知っている」

最後に、痛みを再発させず、真の健康を取り戻すための治療法や対処法の見つけ方について、アドバイスさせてください。ポイントは、「情報を鵜呑《うの》みにせず、自分の身体に答えを聞いて、正しい治療法およびケア方法を見つけてほしい」ということです。

例えば、ひざ痛の対処法として一般的によく推奨されているものに、ストレッチがあります。でも、前述したように、ストレッチは特定の筋肉だけを緩めるので、全身のバランスがくずれます。**筋肉が硬い状態でいきなりストレッチをして伸ばすと、かえって体を痛めたり、余計に筋肉を硬くしたりすることすらあります。**

実際、ストレッチをしたあとは体のバランスがくずれ、グラグラになっているものです。自分の身体の声に耳を傾け、しっかり観察すれば、それが正しいケア方法であるかどうか、おのずとわかってくるのではないでしょうか。

筋力トレーニングも同じです。筋肉は鍛えれば鍛えるほど硬くなることは、多くの人が経験として知っているはずです。**痛みの原因は筋肉の滞りです。それ以上硬くしたら、逆効果です。**

筋肉は、日常生活を送るのに必要な力があればじゅうぶんです。必要以上に硬くなると、痛みなどの不快症状につながります。骨に貼りついたりせず、自由に動くしなやかさがあるほうがらくで気持ちいいことは、自分の身体に聞けばわかるはずです。

間違った情報で無理をしたり、体が求めていることに逆らったりするのではなく、本当にあるべき姿や身体が求めていることを理解し、正しく対応するために、まずは自分と向き合い、身体の声に耳を傾ける意識を持つことから始めてみてください。

第4章

「筋肉はがし」でひざ痛が治った私たち

一度は手術を決意したひざの痛みが日常生活に不自由ないくらい改善し舞台にも不安なく立てる

増田由紀子《ますだゆきこ》（79歳・日本舞踊松川流家元）

「もう二度と手術はしたくない」

私は日本舞踊・松川《まつかわ》流家元として、79歳の今も舞台に立ち続けています。ただ、10年ほど前からは、足に大きな不安を抱えていました。実は、稽古《けいこ》中に右ひざの半月板を断裂。内視鏡手術を受けて1週間後に退院したのですが、それからずっと右ひざの調子が悪かったのです。

歩いていると途中でひざの後ろが痛くなり、長く歩くことができなくなりました。ひざを曲げると痛むので、屈伸もできません。階段は手すりにすがりながら、やっとの思いで上り下りしていました。

半月板断裂の術後のレントゲン検査では、「変形性ひざ関節症」と診断されました。

それからは「いい」と聞けば、あちらこちらの病院へ行きました。でも、どこへ行っても治療として行われるのは、ヒアルロン酸注射と痛み止めや湿布薬の処方ばかり。私はヒアルロン酸が合わない体質なのか、注射を打つとかえって腫《は》れて痛みが増します。痛み止めもあまり効いている実感はありませんでした。マッサージをしてもらったり、リハビリを受けたりもしましたが、痛みはずっと続いていました。

幸い、踊っているときに痛みを感じることは少なかったのですが、それでも常に「大丈夫かな？」と不安を抱えながら舞台に立たなければなりませんでした。

そんななか、２０１８年7月に、今度はつまずいて左ひざを損傷してしまったのです。骨折こそしていなかったものの、しばらく左足は地面につけてはいけないといわれました。となると、もともと悪かった右足で体を支えなければなりません。そうこうしているうちに右ひざがいよいよ悲鳴を上げ、けっきょく11月に人工関節置換《ちかん》術を受けることになりました。

その時点で左足も変形性ひざ関節症と診断されています。右足と同じく、ひざの後ろが痛くて曲げ伸ばしができず、長く歩けない、階段の上り下りがスムーズにできない、また、車から降りるときやイスから立ち上がるときに痛くて最初の1歩を踏み出すのに時間がかかる、といった症状が出ていました。

私は左ひざも手術になることを覚悟して、右ひざの手術が終わってまだ麻酔が効いているなか、担当医に「左もすぐにお願いします」と伝えたことをおぼろげに覚えています。しかし、麻酔から覚めたとき、その考えは一変しました。持病の糖尿病のせいで点滴に痛み止めが入れられなかった私は、麻酔が切れたときのあまりの痛さに、「もう二度と手術はしたくない」と思ったのです。

そこで、12月に退院した私は、その足でひらの整形外科クリニックへ行きました。この病院を選んだのは、自宅から近く、以前たまたま通りがかって見かけたときに、なぜだか「ここに来たら治る！」という確信のようなものを感じたからです。

院長の平野《ひらの》薫《かおる》先生の説明を聞いて、その確信はますます強くなりました。この病院では薬も出さなければ、リハビリのやり方もほかの病院とは全然違います。「とにかく骨と筋肉が自由に動くようにほぐして緩めること。そうすれば左足は手術しなくてすむかもしれませんよ」といわれ、とても励みになりました。こうして、右足は術後のリハビリのために、左足は手術しなくてすむように、平野先生の指導を実践することにしたのです。

なんの心配もなく舞台に立てた

それから5ヵ月間、私は1日も休まずにリハビリに通いました。ひらの整形外科クリニックのリハビリは、骨に癒着《ゆちゃく》した筋肉をはがす「筋肉はがし」というもので、理学療法士の先生にやってもらうとかなりの痛みを伴います。

それでも、筋肉はがしをしてもらったあとはスキッとします。私はひざの裏が特に痛いので、そこをメインに、ふくらはぎ、太もも、足の親指側と小指側の側面、アキレス腱、大胸筋《だいきょうきん》などをほぐしてもらいます。

自分でやると、どうしても力が入りにくかったり、痛いと加減してしまったりするので、やはりクリニックでやってもらうほうが効果は高いように思います。でも、平野先生からはいつも「自分でやることが大切」といわれているので、朝お風呂に入っ

増田さんの左ひざのレントゲン

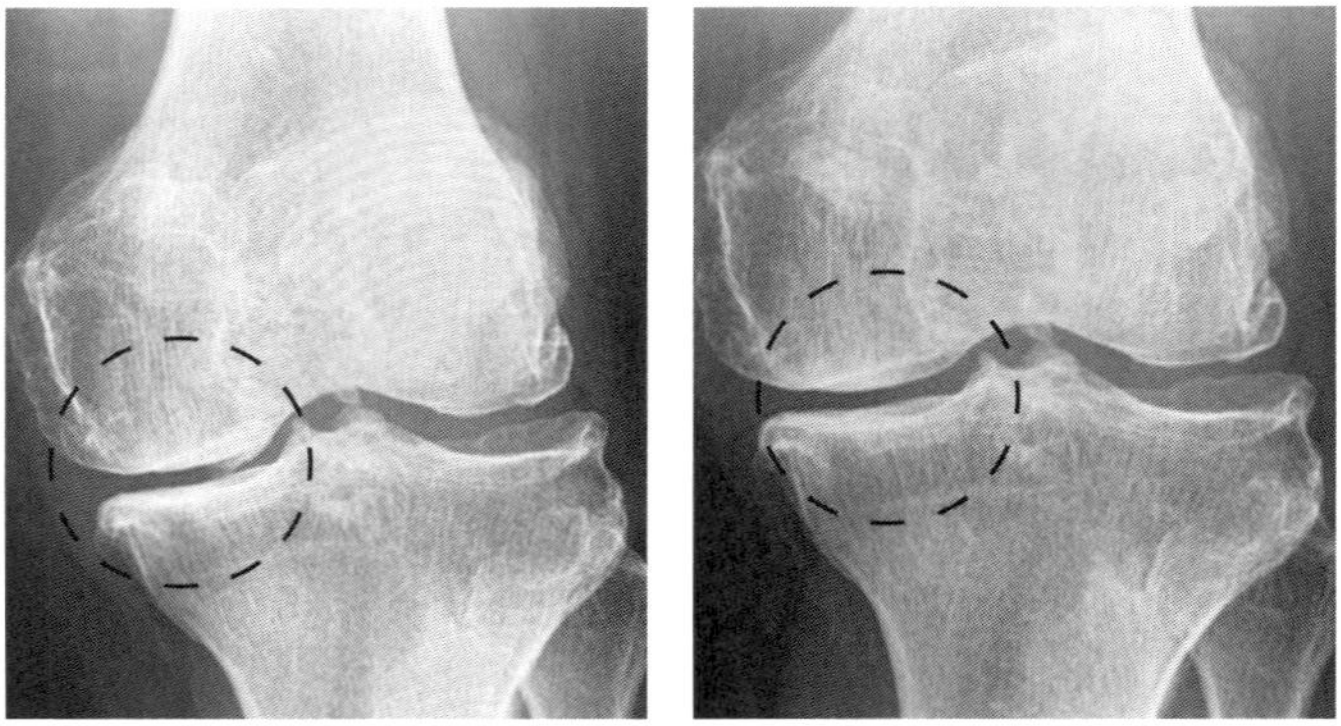

左は2018年12月。右は2019年8月。軟骨がふえ、骨の関節面が滑らかになっている

たときに5～6分、湯ぶねの中でひざ裏とふくらはぎ、太ももだけはほぐすようにしています。

また、夜はお風呂上がりに1時間ぐらい、夫が足をもんでくれます。やはりクリニックで受けるリハビリのような痛さはありませんが、気持ちよくて血流がよくなる感覚があります。

効果は、筋肉はがしを始めて10日もしないうちに現れました。歩いているときや車から降りるときに、あまり痛みを感じなくなったのです。それから症状はどんどん改善していきました。「杖は体幹がぶれるから使いたくない」という私に、右ひざの人工関節置換術を終えたときに娘が買ってくれた手押し車も、比較的早い段階で必要なくなりました。

そして５ヵ月たつころには、毎日リハビリに通うのが申し訳ないくらい生活に不自由がなくなり、６月にはなんの不安もなく舞台に臨むことができたのです。

このときは、ひざが痛いとできない踊りもあったのですが、ぶじに踊りきることができました。

以来、リハビリに通うのは週１回にへらし、あとは毎日、自分で筋肉はがしやひざの曲げ伸ばしをしたり、夫に足をもんでもらったりすることを続けています。おかげで今は、イスからすっと立ち上がってすぐに動き始めることができるくらい、痛みはなくなりました。階段は素早い上り下りはできないものの、用心のために手すりを持つ程度で、さほど不自由を感じることはありません。まもなく秋の舞台も控えていますが、それも心配なく務められそうです。踊りを続けるうえで不安感がなくなったことは、なによりありがたいことです。

お弟子さんにもひらの整形外科クリニックを紹介したところ、ひざが痛くて踊れないと杖をついていた人が、今は正座ができるようになったと喜んでいました。

いい治療法を教えていただき、平野先生には心から感謝しています。

平野薫先生のコメント

増田さんは、2018年12月に、右ひざの人工関節手術を受けて、総合病院を退院したその足で、当院を受診されました。レントゲン写真を見ると、左ひざも変性が目立ち、かなり痛みが強かったことを記憶しています。

その後はご本人のお話のとおり、毎日通院されて、筋肉はがしを続け、左ひざの痛みは改善されました。手術を回避できたことは、本当によかったと思います。

また、手術をした右ひざの人工関節を長持ちさせるためにも、筋肉はがしは有効です。ですから、ぜひセルフケアとして、両ひざに筋肉はがしを行ってほしいと思います。

なお、増田さんは最近のレントゲン写真（110ページ）で、軟骨の再生が確認されています。

半月板損傷の痛みが薬も使わず、手術もせず改善。趣味のゴルフやウォーキングも再開できた

本田《ほんだ》政康《まさやす》（69歳・無職）

転倒がきっかけでひざの痛みがどんどん悪化

2019年1月18日の朝、私は犬の散歩中に、転倒して右足をひねってしまいました。といっても歩くのに支障はなく、傷も1週間ほどで治ったので、大したことはないと思っていました。ところが、それから1ヵ月ぐらいたったころから、だんだん右ひざの後ろが痛むようになってきたのです。

ひざを曲げると痛いので、和式トイレでかがんだり、正座したりができなくなりました。でも、自宅のトイレは洋式ですし、ふだんはイスに座って生活しているため、さほど不自由は感じませんでした。じっとしていればなんともないし、歩くときに痛みが出ることもないのです。そんなわけで、私はこのときも「そのうち治るだろう」

と安易に考えていました。

　すると、5月ごろになって、今度はひざの内側も痛くなってきたのです。階段を下りるときや、散歩中に犬に引っ張られて踏ん張ったときなどに、痛みが走るようになりました。薬局で相談し「ひざにいい」といわれたサプリメントを飲んだり、サポーターを装着してみたりもしましたが、サポーターをしても少しらくになる程度で、症状はいっこうに改善しません。それどころか、だんだん痛みが強くなってきて、ゴルフや、50歳のときから続けている1日1万歩のウォーキングもできなくなってしまいました。

　ついに耐えられなくなって、ひらの整形外科クリニックを訪れたのは6月半ばです。私は3年前、玄関扉の建て付けが悪くて持ち上げた瞬間に肩の腱を切ってしまい、近所の評判を聞いてこの病院へ行き、薬も使わず、手術もせずに治していただいた経験があります。症状を一時的に抑える薬ではなく、根本的なところに働きかけて治すという院長の平野《ひらの》薫《かおる》先生の姿勢に、「この先生は本物だ」と感じました。ですから、ひざの痛みに耐えられなくなったときも、「病院へ行くなら平野先生のところしかない」

と思ったのです。

ひざが痛むというと、軟骨がすりへったり、水がたまったりするといった話をよく聞きます。私もそうなのではないかと思い、平野先生に尋ねると、腫《は》れてもいないし、レントゲンで確認しても軟骨に異常はないといわれました。やはり1月のケガが原因で、半月板が損傷していたようです。ただ、それも平野先生によると「筋肉はがし」という手法で治るとのことでした。

3ヵ月で80％回復。努力しただけ効果がある！

ひらの整形外科クリニックで行う「筋肉はがし」は、理学療法士の先生にやっていただくとかなり痛いものです。最初のころ、私は生汗が出て、思わず「痛いじゃないか！」といったことがありました。でも、「痛いのは骨に筋肉が貼《は》りついてしまっているから。それをはがすことでよくなるので、がんばってください」とのこと。

確かに、筋肉はがしをしてもらうと、なんとなく体がらくになるのを感じます。毎日続けて通っていたら、4日めには「あれ？　ひざの痛みが今までと違うな」と感じました。痛くて曲げられなかったひざが、だんだん曲がるようになってきたのです。

それからは週2～3回のペースでひらの整形外科クリニックに通いながら、教えてもらった筋肉はがしを自分でも毎日実践しています。

私が筋肉はがしを行う場所は、足の親指側と小指側の側面、アキレス腱、ふくらはぎ、太もも、大胸筋の5ヵ所です。全部やっても、かかる時間は5分強ぐらい。それを、朝起きてすぐ、昼食後、入浴中や入浴後に、1日3～4回行います。

理学療法士の先生にやっていただくのは右足だけですが、私は左足の筋肉も硬いといわれたので、自分では予防のために両足やっています。さわってみると、右足の筋肉はだいぶやわらかくなっているのに対し、左足はまだ硬いので、やはり自分でやると理学療法士の先生のようにうまくはできていないのかもしれません。場所によっては、自分ではやりにくいところもあります。それでも痛みが取れるならがんばろうという思いで、努力してやっています。

そのかいあって、右ひざの痛みはどんどん改善していきました。痛みがかなり取れてきて、ひざも曲げられるようになり、8月の終わりには正座もできるようになりました。ただ、正座をするとまだ少し痛みを感じるので、無理にはやらないようにしています。

ウォーキングも、8月中旬から再開し、ゴルフにも行けるようになりました。ひざが痛いときは、ボールを打って体をひねったときに右に体重がかかると痛かったのが、もうなんともありません。

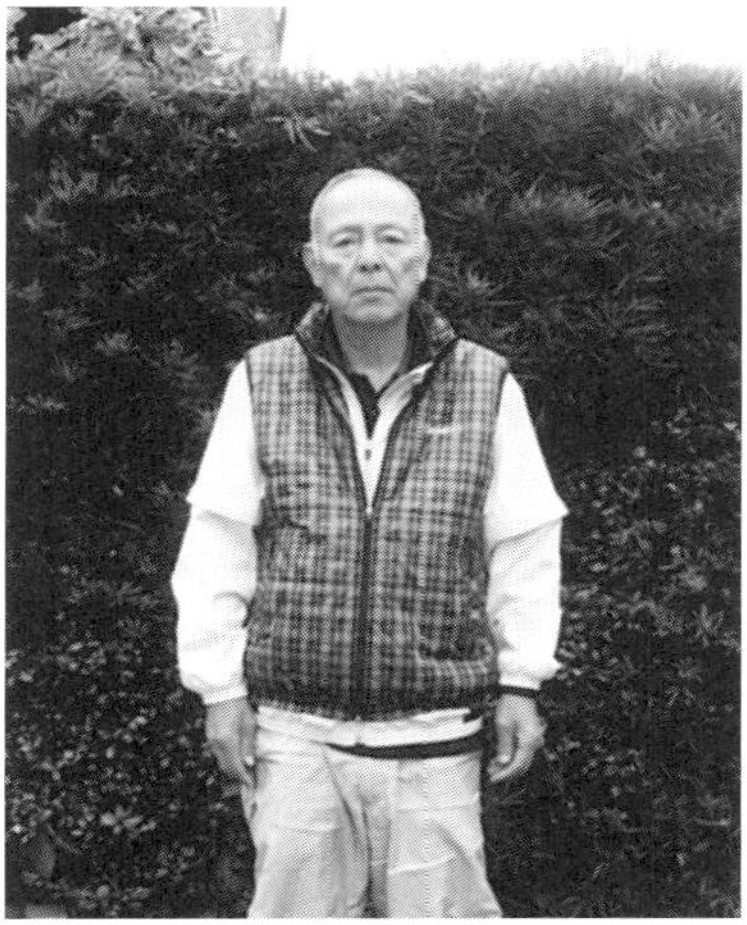
「80％は改善」と語る本田さん

現在、筋肉はがしを始めて約3ヵ月。80％くらいは回復しているのではないでしょうか。階段は足の指に力を入れて用心して下りるようにしていますが、特別痛いということはありません。

ひらの整形外科クリニックでは、待合室に動画が流れていて、健康づくりに役立つ情報をいろいろと提供してくださいます。教えてもらったことをマメに実践するのがいいと実感しているので、これからも自分に必要なことはどんどん取り入れるとともに、もちろん筋肉はがしも続けていこうと思っています。

平野薫先生のコメント

本田さんは、レントゲン写真では変性がありませんでしたが、診察上、半月板損傷の所見があった患者さんです。一般には、半月板損傷があると、すぐに関節鏡手術を勧められます。一方、当院では「筋肉はがし」で、ほとんどのかたの半月板の痛みが改善しています。

本田さんもそのお1人です。健康に対する意識が高く、常にセルフケアを続けていることが、よい結果に結びついていると思います。

「自分の身体は自分で治す」という自律医療こそが、今、必要とされている医療だと、確信しています。

2週間に1度抜いていた水がたまらなくなり筋肉はがしをしたあとは階段も違和感なく下りられる

山岡真司《やまおかしんじ》（仮名・81歳・無職）

5分歩くとひざがだるくなり、坂や階段が下りづらい

右ひざになんとなく痛みを感じるようになったのは、2016年の夏ごろでした。日常生活に支障が出るほどの痛みではありませんでしたが、気になるので近くの整形外科へ行ってみたら、レントゲン検査の結果、骨と骨の間が狭くなっているとのことで「変形性ひざ関節症」と診断されました。そのときはヒアルロン酸注射を打ってもらい、痛み止めの飲み薬を処方してもらって飲むと、痛みはすぐに治まりました。

ところが、翌年の1月にまた痛むようになったのです。再び整形外科へ行くと、水がたまっているといわれ、注射針を刺して水を抜いてもらいました。そして前回と同じくヒアルロン酸注射を打ち、痛み止めの飲み薬と湿布薬を処方してもらいました。

しかし、2週間もすると、また水がたまってきます。そのたびに病院へ行って水を抜いてもらい、ヒアルロン酸注射をして薬を飲むことをくり返すようになりました。

そのころには、下り坂や階段を下りるときに違和感があり、一歩一歩ゆっくりでないと下りられなくなっていました。正座もできません。歩くと5分もするとひざがだるくなるので、そのたびに一休みしなければなりませんでした。運動がてら行っていた1日4㎞の散歩もできなくなり、仲間とボートを漕ぐという趣味も中止しました。病院へ行っても同じ治療をくり返すばかり。しだいに、私は不安を感じるようになりました。

転機が訪れたのは、2017年の4月半ばごろでした。『壮快《そうかい》』という健康雑誌で、「ひざ痛」が特集されているのを新聞広告で目にしたのです。そこに掲載されていた、ひらの整形外科クリニックの院長・平野《ひらの》薫《かおる》先生の記事を読んで、私は先生が紹介していた「筋肉はがし」というセルフケアを見よう見まねでやってみました。すると、ひざを曲げるときの違和感がなんとなく軽減したように感じました。そこで、4月下旬に平野先生の診察を受けることにしました。

レントゲンで骨と骨のすき間が広がっているのを確認！

ひらの整形外科クリニックを訪れた日は、それまで通っていた医院で水を抜いてもらってからちょうど1週間が経過していました。そのため、私の右ひざにはまた少しずつ水がたまってきていました。しかし、平野先生は「骨に癒着《ゆちゃく》した筋肉をはがしていけば、血液やリンパの流れがよくなって水もたまらなくなりますよ」といって、水を抜くことはしませんでした。また、「骨と骨のすき間が狭くなっているのも改善しますよ」ともいってくださいました。それを聞いて、今までずっと「この先どうなるのかな？」と不安に思っていた私は、希望がわきました。

それからは、ひらの整形外科クリニックに通って理学療法士の先生に筋肉はがしをしていただくとともに、自分でも実践しました。特に、最初のうちは水がたまっていることが気になっていたので、水の流れをよくするという太ももの内側の筋肉はがしを一生懸命行いました。ただ、６月になっても水はたまった状態で、私があまりに気にするため、「じゃあ一度、水を抜きましょう」と、平野先生が水を抜いてくれました。すると、それ以降、筋肉はがしを続けていたら、水がたまることはなくなりました。
そして、２０１８年６月に行ったレントゲン検査では、骨と骨のすき間が広がっていることが確認できたのです。完全に正常とまではいかないまでも、素人目に見ても１年前より明らかに広がっていることがわかりました。「がんばったら正常に戻せるかも」と思った私は、以来、より熱心に、１日２時間くらいかけて筋肉はがしを行うようになりました。ひらの整形外科クリニックへも、それまで２週間に１回程度だったのが、１ヵ月に10回以上通うようになり、それは今も続けています。

　私が主に筋肉はがしを行う場所は、太ももとふくらはぎの内側と外側のほかに、足の裏と大胸筋《だいきょうきん》、肩甲骨《けんこうこつ》などです。肩甲骨は手が届かないため、あおむけに寝て肩甲骨に硬式テニスボールを当てて刺激する方法を指導されていました。でも、ボールが転がって思うようにできないので先生に相談したら、「手の届く範囲でかまわない」といわれたので、今は届く範囲で行っています。

　痛いのは右ひざなので、最初のうち、筋肉はがしは体の右側を中心に行っていました。しかし、右ひざをかばって歩いているせいか、左足がだるくなったりすることもあるので、今は右を15回はがしたら、左も5〜10回くらいはがすようにしています。

筋肉はがしは午前中に行って、やりきれなかった部分はまた入浴後に行います。大胸筋、肩甲骨、太もも、ふくらはぎ、足の裏のほかにも、そのつど痛みやだるさのある場所を相談すると、「ここをはがすといい」と指導してくださるので、それらを全部やっていたら合計2時間くらいかかるのです。しかし、もっと上達すると、時間は短縮できると思います。

痛みを感じる場所ほど癒着しているところだと思うので、私はあえてそういう場所を探して念入りにほぐすようにしています。

おかげさまで、ひざは水がたまらなくなっただけでなく、痛みもずいぶん軽減しました。２０１８年の7月には、15〜20分継続して歩けるようになりました。今は、平らな道なら急ぎ足でも歩けますし、筋肉はがしを行った直後は違和感なく坂や階段を下りることもできます。

とはいえ、まだ硬さがあるので、正座はできませんし、筋肉はがしをしてから時間

山岡さんの右ひざのレントゲン写真

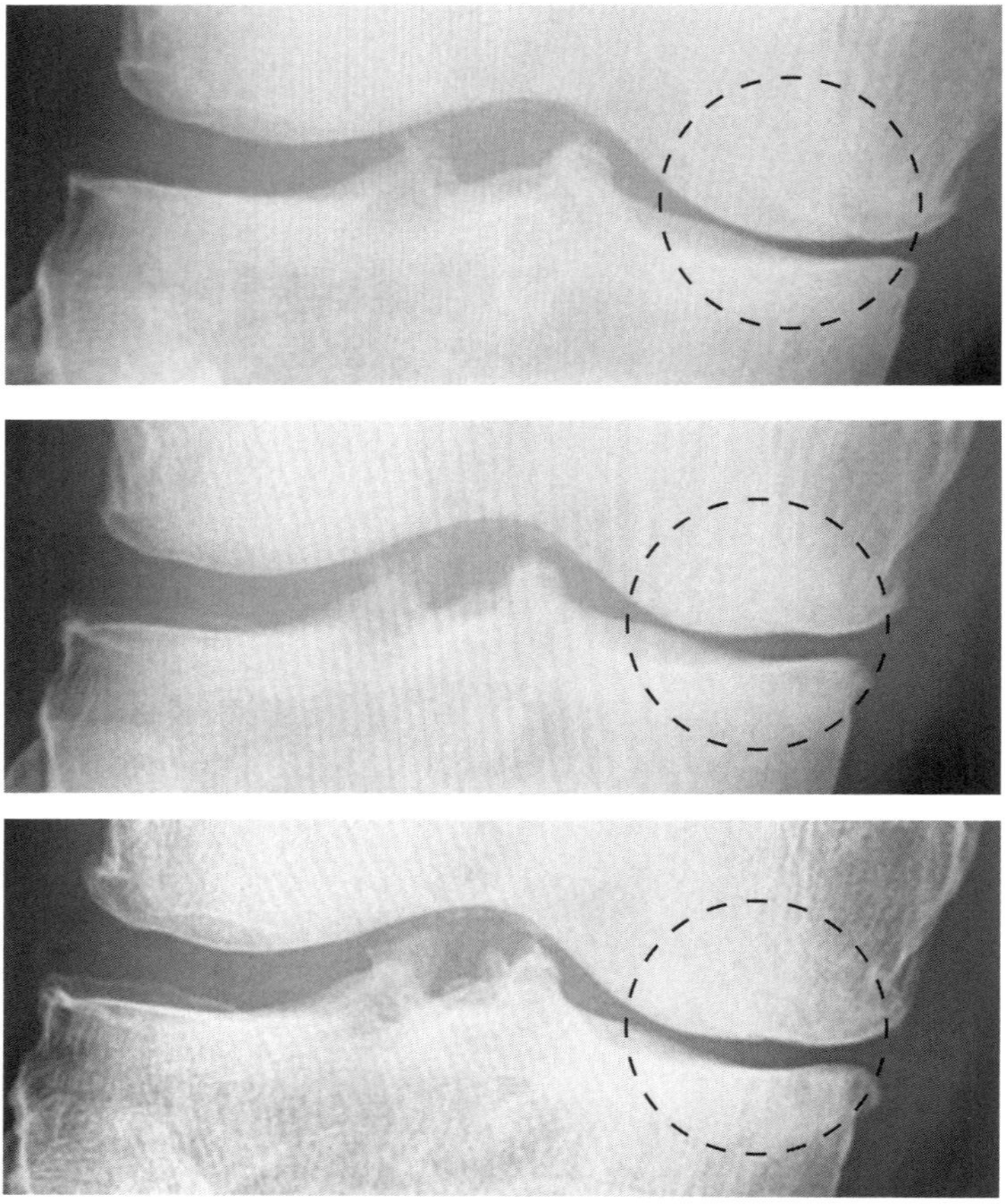

上は2017年4月。中は2018年6月、下は2019年４月。すりへった軟骨が少しずつ回復している。骨のすき間が広がっている。

がたつと、階段を下りるときに違和感があることもあります。それでも、ひざの内側が腫れぼったい感じがしたり、ひざを曲げると痛みがあったりするときは、その場で筋肉はがしを行うと、それだけで違和感が軽減します。

痛み止めの薬は、ひらの整形外科クリニックを受診以来、全く飲んでいません。

元気になる方法はこれしかないと思っているので、とにかく実践あるのみ。がんばって続けていれば、また以前のように散歩もローイング（ボート漕ぎ）もできるようになると信じています。

平野薫先生のコメント

山岡さんは、非常に熱心な患者さんです。毎日、自分で筋肉はがしを続けることで、すりへった軟骨が回復していることを、レントゲン写真で証明されています（124ページ参照）。

通院当初は、「腰《よう》部《ぶ》脊《せき》柱《ちゅう》管《かん》狭《きょう》窄《さく》症《しょう》（背骨の内部の脊柱管が狭くなり、内部の神経が圧迫され、痛みやしびれが起こる病気）の症状も合併されていましたが、こちらも筋肉はがしと、足の指体操で足の指を広げることで改善しました。

これからもセルフケアを続けていただけば、ますますレントゲン写真での軟骨再生の経過が出るのではないかと、楽しみにしています。

おわりに

私が「天城《あまぎ》流医学（天城流湯治《とうじ》法）」を診療に取り入れるようになって、まもなく4年がたとうとしています。この間、たくさんの患者さんたちが、天城流医学を用いて「自分の身体は自分で治す」ということを実践してきてくださいました。

整形外科医として、投薬や注射、リハビリ、手術といった一般的な現代医療をさんざん経験してきた私だからこそ、そうした治療法と比較検討しながら天城流医学の成果を確認できたことは、とても貴重な体験だったと思います。

結果を積み重ねるに従い、このリアルな体験を世に出すことで、より多くの人に天城流医学を知ってほしい、そして、その素晴らしさを体験してほしいという願いが日に日に強くなっていきました。今回、出版という機会をいただき、その願いが叶うことに大きな喜びを感じています。

私たちは、学んだり、情報を収集したりすることで、さまざまな知識を得ることができます。しかし、38億年前の生命の誕生から一度も途切れることなくＤＮＡを受け継いできた人の身体には、そもそも38億年の叡智《えいち》が宿っています。病気の原因や治し方も、本来は身体がすべて知っているのです。

私はよく、自分の身体と対話をします。例えば、お酒を飲む前には肝臓に手を当てて、「今日は飲んでもいいかい？」と問いかけるのです。「大丈夫」という感覚が得られたら、その日はお酒を楽しむといったぐあいです（もちろん、天城流の手法で、肝臓もほぐしています）。

皆さんも、試しに自分の身体に毎日、愛情を持ってふれてみてください。それだけでも、気づくことはたくさんあるはずです。自分の身体に聞けば、答えはおのずと出てくるのです。

１人ひとりが自分の身体から答えを引き出し、自分で自分の身体を治す。これこそが、今後、私が目指したい「自律医療」です。天城流医学は、それをサポートする最強のツールといえるでしょう。創始者である杉本錬堂《すぎもとれんどう》氏のもと、日々進化しているこの手法を、私自身、引き続き深めていくつもりです。

なお、天城流医学を実践していると、人の身体は頭から足の先まですべてつながっていることがよくわかります。けれども、もっと広い視野で見ると、肉体だけではなく、気《き》の流れ、エネルギーの流れ、精神状態まで、すべてを統合したのが「人」です。特に、人は感情の生き物ですから、健康を手に入れるには、体とともに感情のコントロールも大切になってきます。

これからは、天城流医学を用いた肉体の調整に加え、感情や、身体に流れるエネルギーの調整まで含めたセルフコントロールを目指していく必要があるでしょう。私はそのような医療を確立することが、自分の使命だと考えています。その使命を果たすために、現在さらなる研鑽を積んでいるところです。

「身体はすべて知っている」

「その叡智を引き出せば、誰もが自分で自分の身体を治すことができる」
皆さんもそのことを、ぜひ知ってください。私たちは誰1人例外なく、その能力を秘めています。自分の身体から答えを引き出せば、それは間違いなくあなたにとって最短で、最善のオーダーメイド医療になるはずです。

最後になりましたが、天城流医学に出合えた奇跡、そして現代医学にはない発想で多くの新しい気づきを与えてくださった杉本錬堂氏に、この場を借りて深謝いたします。

また、このたび出版の機会を与えてくださったマキノ出版の小川潤二さん、編集スタッフの成田知子さんにもお礼を述べたいと思います。

そして、私がここにたどりついたのは、医師として33年、現場でたくさんの患者さんと接し、経験を積み重ねてきた結果です。多くのことを学ばせていただいたすべての患者さんたちに、心から感謝の意を伝えたいと思います。

これからも、まわりの人やすべてのものへの感謝を忘れずに、使命である「自律医療」の確立に努めてまいります。

著者記す

２０２０年　初春

平野　薫（ひらの・かおる）

日本整形外科学会認定専門医。日本整形外科学会認定スポーツ医。天城流湯治法師範。天城流医学会理事。九州大学医学部卒業。ひらの整形外科クリニック院長。㈱ホリスティックメディカル研究所Auwa（アウワ）代表取締役。

腰痛、下肢痛、頸部痛などの脊椎疾患や、股関節疾患、ひざ関節疾患など、豊富な治療経験・手術経験をもとに的確な診断と治療を行う。近年は「天城流湯治法」を主とした、病院や薬に依存しないで「自分の身体は自分で治す」医療を提供し、患者から絶大な信頼を得ている。

また、総合医療の見地から、「食」「体温」「呼吸」「足」「心のあり方」「禮法」（武学医術）などのアドバイスを行っている。

ひらの整形外科クリニックのホームページ：https://www.hirano-ortho-clinic.com/

■ビタミン文庫

ひざ痛を治したければ筋肉をはがしなさい

2020年１月29日　第1刷発行

著　者　平野　薫

発行者　室橋一彦

発行所　株式会社マキノ出版

〒101-0062　東京都千代田区神田駿河台2-9-3F

☎03-3233-7816

マキノ出版のホームページ　https://www.makino-g.jp

印刷所
製本所　奥村印刷株式会社

ISBN978-4-8376-1354-1